BIBLIOTHÈQUE DES SCIENCES PSYCHIQUES

Benjamin BALL

PROFESSEUR DE PATHOLOGIE MENTALE

À LA FACULTÉ DE MÉDECINE DE PARIS

LA
MORPHINOMANIE

DE LA RESPONSABILITÉ PARTIELLE DES ALIÉNÉS

LES FRONTIÈRES DE LA FOLIE

LES RÊVES PROLONGÉS

OPUSCULES DIVERS

DEUXIÈME ÉDITION

REVUE ET AUGMENTÉE

PARIS

LIBRAIRIE Em. LEFRANÇOIS

9, RUE CASIMIR-DELAVIGNE, 9

(Place de l'Odéon)

1888

BIBLIOTHÈQUE

DES

SCIENCES PSYCHIQUES

PUBLIÉE SOUS LA DIRECTION DE

Ch. LEREBOURS

II

Il a été tiré de cet ouvrage 30 exemplaires numérotés sur papier de Hollande.

BIBLIOTHÈQUE DES SCIENCES PSYCHIQUES

Benjamin BALL

PROFESSEUR DE PATHOLOGIE MENTALE
A LA FACULTÉ DE MÉDECINE DE PARIS

LA MORPHINOMANIE

DE LA RESPONSABILITÉ PARTIELLE DES ALIÉNÉS
LES FRONTIÈRES DE LA FOLIE
LES RÊVES PROLONGÉS
OPUSCULES DIVERS

DEUXIÈME ÉDITION

REVUE ET AUGMENTÉE

PARIS

LIBRAIRIE Em. LEFRANÇOIS

9, RUE CASIMIR-DELAVIGNE, 9

(Place de l'Odéon)

1888

AVANT-PROPOS

DE LA DEUXIÈME ÉDITION

Le succès obtenu par la première édition de ce petit livre m'engage à en publier une seconde, dans laquelle j'ai corrigé quelques erreurs et résumé la plupart des idées nouvelles qui ont cours sur cette question. J'ai tenu surtout à faire connaître un nouveau mode de traitement, auquel je dois de nombreuses guérisons.

Comme dans la précédente édition, j'ai cru devoir joindre à mes leçons sur la Morphinomanie, quelques conférences sur d'autres sujets, dont la plupart avaient déjà paru dans le journal *L'Encéphale*, mais ne se trouvaient dans aucun autre recueil.

Le 9 Mai 1888.

B. BALL.

PREMIÈRE LEÇON

DESCRIPTION GÉNÉRALE

Messieurs,

Parmi les délires toxiques, qui jouent un si grand rôle en médecine mentale, il en est un qui mérite une attention toute particulière, non seulement en raison de l'intérêt qu'il présente au point de vue scientifique, mais aussi à cause de la fréquence toujours croissante qu'il offre depuis quelques années. Je veux parler de la *morphinomanie*.

Permettez-moi de vous faire remarquer que les poisons en général peuvent se diviser en deux classes bien distinctes. Les uns sont imposés à l'homme par les besoins de l'industrie : tels sont le plomb, le mercure, le sulfure de carbone ; les autres, comme l'alcool, l'opium, le haschich, sont recherchés volontairement à cause des plaisirs qu'ils nous procurent.

L'abus de la morphine, qui depuis quelques années a pris de si grandes proportions (1), est généralement limité aux classes supérieures : voilà pourquoi la morphinomanie est si rare dans nos services hospitaliers. Mais depuis peu, ce vice tend à se répandre même parmi nos ouvriers (2) ; et j'ai pu en réunir dans nos salles quelques cas intéressants, qui vous seront présentés, et qui serviront de point de départ aux études que nous allons entreprendre aujourd'hui.

Messieurs, il est certain que l'opium a été employé, depuis une époque des plus reculées, en Orient, pour se procurer une ivresse agréable. Les hommes les plus célèbres en ont subi l'influence. Le sultan Baber, le conquérant mongol de l'Inde, décrit avec complaisance, dans ses mémoires, les *madjoum* qu'il s'admi-

----

(1) M. Landowski pense que ce vice est plus commun en Allemagne qu'en France. D'après notre expérience personnelle, nous serions disposé à mettre ici la France au premier rang.

(2) Mon chef de clinique, M. le Dr Pichon, m'apprend que la morphinomanie est très fréquente chez les ouvriers du port de Nantes.

nistrait de temps en temps, vers la fin de sa carrière, et qui lui procuraient des moments délicieux. Aujourd'hui, le poison tient sous sa domination plusieurs centaines de millions d'hommes. Après avoir pénétré en Turquie, il tend à envahir l'Europe. A Constantinople, il existe des maisons spéciales pour ce genre de débauche. L'usage de l'opium s'est acclimaté difficilement en France; mais en Angleterre et en Amérique il fait de nombreuses victimes. Il n'en est pas de même parmi nous. Sans doute, en remontant aux temps lointains de mon internat, je me souviens d'une femme de la Salpêtrière qui prenait 60 grammes de laudanum par jour, et il serait facile de rapporter d'autres cas d'un abus semblable. Mais ce ne sont là que des faits isolés. En somme, l'opiophagie, jusqu'à présent, ne s'était pas acclimatée en France.

Mais avec la morphine nous entrons dans une phase nouvelle.

Un usage antique et solennel attribue à chaque maladie nouvelle le nom de l'auteur qui l'a *créée,* c'est-à-dire de celui qui, le premier, en a donné une description complète. Nous avons ainsi la maladie d'Addison, la maladie de Ménière, la maladie de Basedow, et rien ne serait plus facile que d'en citer d'autres exemples.

Mais quand il s'agit de la morphinomanie, il est littéralement vrai de dire que c'est un méde·cin qui a eu l'honneur de la créer. L'usage de la morphine en injections hypodermiques a été institué par Wood (1853), qui, en habituant nos malades à l'usage de ce médicament, a véritablement créé l'abus qui a fini par dégénérer en maladie. En effet, la méthode nouvelle s'est rapidement propagée ; mais, tout en rendant des services inestimables, elle a très incontestablement produit une maladie qui n'existait pas autrefois. Presque toujours, en effet, la morphinomanie commence par l'emploi des injections contre des douleurs, des malaises, des chagrins ou un état névropathique quelconque.

Il importe tout d'abord de distinguer entre le morphinisme et la morphinomanie.

Par morphinisme, il faut entendre l'ensemble des accidents produits par l'abus prolongé de la morphine. La morphinomanie, au contraire, est l'habitude vicieuse qui consiste à prendre régulièrement des doses presque toujours croissantes d'un stimulant toxique. Elle est au point de vue de l'opium, ce que la dipsomanie est au point de vue de l'acool. La morphinomanie existe quand

l'individu éprouve le besoin irrésistible de prendre de la morphine. C'est donc une maladie
indépendante, ayant sa physionomie propre. Mais,
de même que la dipsomanie conduit à l'alcoolisme, de même la morphinomanie mène inévi-
tablement au morphinisme.

Il existe cependant une différence très importante. La dipsomanie est une névrose intermittente ; le besoin de boire n'existe pas continuellement chez le dipsomane, et sa maladie est
presque absolument incurable comme la plupart
des névroses dont les crises reviennent par
accès. La morphinomanie est, au contraire, une
névrose continue ; celui qui en est atteint a toujours besoin de son stimulant, et, par cette
raison même, c'est une maladie curable et que
l'on a souvent guérie. C'est ainsi que les ivrognes
de profession qui se mettent tous les jours en
état d'ivresse peuvent guérir de leur penchant ;
les dipsomanes, jamais.

Avant d'entrer dans le cœur de la question, il faut aborder et résoudre quelques problèmes qui se trouvent sur la frontière ; cela fait,
nous pourrons pénétrer dans le centre du pays.

Et d'abord, pourquoi nos malades deviennent-
ils si souvent tributaires de la morphine ?

On entre dans la morphinomanie par la porte

de la douleur ; c'est le cas des ataxiques, des névralgiques, et d'une foule de malheureux qui, vaincus par des souffrances intolérables, cherchent un soulagement momentané dans l'emploi d'un remède qui, bientôt, devient pire que le mal.

On entre dans la morphinomanie par la porte de la volupté ; car il est une foule de sujets qui se morphinisent pour éprouver cet état de jouissance, de bien-être particulier, que tous les poisons d'habitude procurent à leurs tributaires.

On entre dans la morphinomanie par la porte des chagrins, des soucis et de la fatigue ; les uns se piquent pour calmer leurs angoisses morales, les autres pour retrouver la force qui leur est nécessaire pour accomplir un travail quotidien.

A la suite des injections de morphine, les chagrins s'envolent pour faire place à un calme plein de volupté. Vous connaissez tous le fameux monologue de Hamlet, et le passage où le prince s'écrie que, sans la crainte de l'inconnu, personne n'hésiterait à se soustraire aux chagrins de la vie, quand il suffit, pour entrer dans le repos, d'une pointe acérée. Eh bien ! cette pointe acérée dont parle Shakespeare, cette aiguille libératrice, nous la possédons : c'est la seringue de Pravaz. D'un coup d'aiguille vous pouvez effacer les souffrances du corps et celles de l'esprit, les injustices des hommes et celles de la fortune, et l'on comprend dès lors l'empire irrésistible de ce merveilleux poison.

Passons maintenant à un autre point ; ce n'est pas le moins curieux. Pourquoi les morphinomanes, au rebours des opiophages, s'administrent-ils la morphine par la voie hypodermique ? La réponse est facile.

En premier lieu, la saveur de l'opium et de ses dérivés est âcre, amère et nauséabonde. Sans doute les mangeurs d'opium, qui l'ingèrent sous forme de boulettes qu'ils roulent eux-mêmes, sont parvenus, grâce à une longue habitude, à en prendre sans dégoût ; mais la plupart des Orientaux préfèrent le fumer, d'autant plus que, sous cette forme, les effets du poison sont moins immédiatement nuisibles.

Le morphinomane, au contraire, s'enivre par l'absorption sous-cutanée ; il évite ainsi la saveur désagréable de la substance dont il fait usage, et c'est peut-être l'un des premiers motifs qui lui font préférer les injections hypodermiques.

Les alcooliques, au contraire, joignent aux voluptés de l'ivresse les sensations agréables que leur procure le goût, car ce n'est pas sans un certain plaisir qu'on rend hommage aux bons vins et aux liqueurs parfumées. La gourmandise joue souvent un rôle important dans ce dernier cas ; il n'en est jamais ainsi chez les tributaires de l'opium. On saisit immédiatement la différence qui sépare, sous ce rapport, ces deux vices, qui, à d'autres points de vue, se ressemblent de si près.

En second lieu, la morphine prise par la bouche porte son action directement sur l'estomac, et bien plus énergiquement que quand elle est administrée en injections, d'où perte de l'appétit, sensation de pesanteur à la région épigastrique, nausées et même vomissements.

Ensuite, la morphine, quand elle est ingérée, met bien plus longtemps à produire son action ; ce n'est plus le soulagement rapide et ineffable dont nous venons de parler. Par l'injection, au contraire, le bien-être envahit le malade à l'instant, tout en respectant ses facultés digestives et, dans une certaine mesure, ses facultés intellectuelles.

Enfin, il est une dernière raison pour laquelle le malade emploie la voie des injections : c'est qu'il éprouve une âpre volupté à se faire des piqûres. Pour certains sujets, il existe un véritable attrait à pratiquer cette opération sur eux-mêmes, malgré la douleur assez vive qu'elle occasionne, et plusieurs de ces malades m'ont affirmé que s'il fallait absolument réduire la dose, ils aimeraient infiniment mieux l'absorber en plusieurs fois qu'en une seule. C'est ainsi que le morphinomane, répétant sans cesse ses coups d'aiguille, arrive rapidement à s'administrer ces doses dont le seul énoncé nous fait reculer d'épouvante.

Je vous rappelerai un fait d'une grande importance en pratique, c'est que les injections étendues sont douloureuses, tandis que les injections concentrées ne le sont pas. Une solution au cinquantième provoque une douleur beaucoup moins vive qu'une solution au centième ; une solution au vingtième ne détermine aucune sensation pénible.

Tous les malades qui font usage des injections de morphine le savent et préfèrent, en conséquence, les solutions concentrées ; le médecin ne doit pas l'ignorer, car c'est encore une cause de l'aggravation rapide des doses.

Nous voici maintenant arrivé au cœur de notre sujet. Nous allons étudier successivement :

1° Les effets de l'abus de la morphine ;
2° Les effets de l'abstinence ;
3° Le diagnostic et pronostic ;
4° Le traitement ;
5° L'anatomie pathologique.

Effets de l'abus.

Un malade commence à se faire des piqûres de morphine. Les premiers effets de l'absorption du poison sont, en général, agréables : les inconvénients ne se font pas sentir tout de suite. Cette période peut durer quelques semaines ou quelques mois, et même des années. Mais le coup est frappé, le mal est fait, le sujet ne peut plus se passer de son poison (1).

Je commence par vous dire qu'il se produit des différences individuelles, non seulement pour la tolérance, mais aussi pour l'accoutumance. Certains sujets roulent presque immédiatement au fond du précipice, certains autres se retiennent pendant longtemps sur la pente.

(1) D'après certains auteurs, les sujets prédisposés à devenir morphinomanes éprouvent, dès le début, le besoin de renouveler sans cesse leurs piqûres. C'est le signe indicateur auquel on reconnait les *prédestinés*.

Ceci posé, nous allons étudier successivement les symptômes que peut offrir le morphinomane, mais en nous rappelant que le tableau n'est jamais complet en pratique, et que chacun des phénomènes que je vous décrirai peut manquer dans des cas isolés.

Je vous l'ai dit, Messieurs : sentiment de bien-être et de béatitude, tel est le premier effet de l'injection, qui ne produit pas le sommeil, mais au contraire une sorte de réveil de l'esprit. Presque tout le monde a recours à un stimulant : le vin, l'alcool, le café, le thé, relèvent les forces physiques et surexcitent l'intelligence ; mais, à tous ces moyens divers, les hommes assujettis à un travail de cabinet préfèrent souvent la morphine. Plus d'un savant est victime de ce travers ; on trouve des morphinomanes parmi les littérateurs, parmi les mathématiciens ; mais personne plus que le médecin n'est exposé à contracter cette funeste habitude : il y a là une prédisposition que j'appellerai volontiers pro-fessionnelle. Souvent cet abus est profondé-ment dissimulé, grâce aux soins que prend le malade ; mais, si la vérité pouvait être connue, on serait étonné d'apprendre combien d'hommes éminents sont tributaires de la mor-phine, alors que rien ne trahit aux yeux du

public le vice caché auquel ils s'abandon-
nent.

L'état normal des morphinomanes peut s'exprimer en quelques mots : c'est une paralysie
de la volonté, un engourdissement du moi ; cet
état, qui se rencontre si souvent chez nos aliénés, et en particulier chez ceux qui sont atteints
d'alcoolisme chronique, est le trait caractéristique
de la maladie qui nous occupe.

Le morphinomane n'a pas assez d'énergie pour
secouer sa torpeur, quitter ses habitudes et
reprendre ses devoirs ; souvent il n'a pas même
assez de force pour sortir du lit : de là cette
manie lectuaire si fréquente chez les malades
de ce genre.

Mais, au milieu de ces troubles, de cet affaiblissement de la volonté, que devient l'intelligence ?

La mémoire et le jugement ne paraissent pas
sérieusement affectés ; quelquefois seulement
leurs contours sont indistincts, et leurs angles
sont émoussés ; rien de plus : en effet, comme
je viens de vous le dire, la morphine, loin
d'éteindre les capacités de l'esprit, est un stimulant souvent nécessaire pour certains tra-
vailleurs dont il excite les facultés intellectuelles
au lieu de les affaiblir.

A côté de cet amoindrissement du moi, on constate une atténuation remarquable du sens moral. Les morphinomanes en arrivent, surtout par omission, à commettre des actes indélicats. Ils peuvent même aller jusqu'au crime.

L'un des cas les plus remarquables en ce genre est celui du docteur Lamson, qui a été récemment exécuté en Angleterre pour avoir empoisonné son beau-frère. Lamson était un excentrique, qui traitait tous ses malades par les alcaloïdes végétaux, administrés par la voie des injections hypodermiques. Les nombreuses étrangetés de sa conduite avaient fini par faire le vide autour de lui, et il était tombé dans la gêne, ou plutôt dans la misère.

Lamson avait épousé une jeune fille dont le frère était très riche. Un jour il vient trouver son beau-frère, lui montre des capsules médicamenteuses, lui persuade d'en avaler une et se retire aussitôt après. Dix minutes plus tard le jeune homme expirait. La mort reconnaissait pour cause un empoisonnement par l'aconit ; l'expertise médicale n'eut aucune difficulté à le démontrer.

Pendant ce temps, Lamson était parti pour Paris. Quand il apprit qu'on le cherchait, il vint se livrer lui-même. On le mit en prison et on

obtint l'aveu de son crime. Mais Lamson préten-
dit qu'il avait l'habitude de prendre de la morphine, et que le poison avait fait dévier son
axe moral. On ne le crut pas, et il fut exécuté.
Voyez pourtant la façon d'agir du coupable : non
seulement il n'avait pris aucune précaution pour
dissimuler son crime, non seulement il avait administré devant témoins un poison dont les effets
se sont immédiatement manifestés, mais encore,
au moment où il pouvait, relativement du moins,
se croire en sûreté, puisqu'il avait quitté l'Angleterre, il était venu de lui-même se livrer à la
police anglaise en apprenant les poursuites dont
il était l'objet. N'est-ce pas la manière d'agir
d'un insensé ? Pour moi, la morphine est le
véritable auteur du crime pour lequel il a été
pendu.

Autre exemple. Les Chinois, vous le savez,
joignent à la passion de l'opium la passion du
jeu ; ainsi, quand ils ont perdu tout leur argent,
ils jouent leurs habits, leur chemise, leurs femmes, leurs enfants, et, lorsqu'ils se sont complètement dépouillés, ils jouent leurs doigts, qu'ils
abattent à coups de couperet sur le bord de la
table, si le sort leur est contraire. N'est-ce point
là une preuve nouvelle de cette anesthésie morale et physique, de cette indifférence profonde

dont l'opium et ses dérivés deviennent si facilement l'origine?

Un autre genre de perversion morale est encore plus fréquent chez les morphinomanes, je veux parler du mensonge. Ils sont des menteurs effrontés, surtout quand il est question de leurs habitudes vicieuses. Jamais un médecin, un parent, un surveillant, ne peuvent s'en rapporter à leur parole. Ils continuent leur abus, tout en protestant qu'ils l'ont complètement abandonné; et, lorsqu'ils avouent timidement l'usage du poison, ils en dissimulent presque toujours la dose. C'est donc toujours aux phénomènes physiques que le médecin devra se rapporter pour juger l'état de son malade : les renseignements qu'il puise auprès de lui sont absolument sans aucune valeur.

Mais il est des troubles de l'intelligence encore plus manifestes qui nous transportent directement sur le terrain de l'aliénation mentale. Il se produit souvent, en effet, un genre particulier de folie chez ces malades : nous allons vous en esquisser les principaux traits.

C'est surtout sous forme de lypémanie avec hallucinations que se présente le délire de la morphine, et les hallucinations portent plus spécialement sur le sens de la vue. C'est là, vous le savez, le cas habituel pour les agents toxiques de toute espèce. Toutefois, d'autres erreurs sensorielles peuvent également entrer en jeu ; souvent le malade est poursuivi par des odeurs fétides qui s'unissent à des saveurs désagréables. Peut-être ne s'agit-il point toujours ici de véritables hallucinations, car l'abus de l'opium et de la plupart des autres narcotiques détermine des saveurs nauséabondes qui n'ont rien d'imaginaire et qui reposent sur une base parfaitement réelle.

Aux hallucinations de la vue que nous venons de signaler se rattachent peut-être les terreurs paniques que ces malades, semblables aux alcooliques, sont exposés à ressentir. Toutefois il est certain qu'en dehors de toute illusion sensorielle, il existe chez beaucoup de morphinomanes un état d'angoisse morale et pour ainsi dire de frayeur *virtuelle*, qui n'attend qu'une occasion pour se manifester au dehors. « Il me semble toujours, me disait un homme habitué à l'abus de la morphine, qu'il va m'arriver quelque grand malheur. »

Mais les troubles intellectuels prennent quelquefois une direction tout opposée, et, au lieu de la lypémanie, au lieu de la dépression et de la tristesse, on peut observer un état qui ressemble à la manie aiguë. Dans les *cabarets*, si je puis ainsi m'exprimer, de l'extrême Orient, on voit souvent des Malais, grisés par l'opium et parvenus au paroxysme de la fureur pour avoir perdu leur argent au jeu, se précipiter dans la rue, le couteau à la main, et tuer le premier passant qu'ils rencontrent.

Voilà pourquoi sans doute, dans l'armée turque, on laissait autrefois les *delhis*, les fous, qui se précipitaient à l'avant-garde, se griser d'opium avant de courir à l'ennemi. Ivres de fureur, insensibles aux coups, ils formaient une milice d'autant plus redoutable qu'elle était poussée en avant pour ainsi dire par une force automatique. On retrouve là quelques-uns des caractères des Berserkars des légendes scandinaves.

Au reste, l'usage de l'opium est tellement habituel chez les soldats chinois, que les Pavillons Noirs à la solde de l'Annam recevaient, comme paye mensuelle, non seulement de l'argent et des vivres, mais aussi une ration d'opium. C'est l'équivalent du café qu'on distribue quelquefois à nos troupes.

Signalons maintenant quelques autres troubles de nature cérébrale que produit l'abus de la morphine. C'est d'abord le vertige très fréquent chez ces sujets ; c'est ensuite l'insomnie. La morphine ne fait point dormir ses tributaires ; elle leur fait, au contraire, passer des nuits blanches en surexcitant les organes de la pensée. Plus d'un morphinomane passe toutes ses nuits à lire ; pendant la journée il éprouve de la somnolence comme les vieillards, et s'endort dès qu'il prend un siège. Mais ces demi-sommeils ne durent pas longtemps, et, en somme, le morphinomane est loin de goûter le repos nécessaire dont jouissent les sujets à l'état normal.

La sensibilité tactile est habituellement troublée ou pervertie. Le plus souvent il y a de l'anesthésie, et cette diminution de la sensibilité explique la facilité avec laquelle les morphinomanes se font leurs piqûres. Quelquefois on observe de l'hyperesthésie, des névralgies ; mais c'est surtout l'abstinence qui les produit.

Parmi les conséquences les plus paradoxales de l'usage hypodermique de la morphine, il faut citer le rétablissement de la sensibilité cutanée chez les sujets qui l'ont perdue. En voici un exemple frappant : une jeune hystérique de mon service avait complètement perdu le sens tactile, non seulement sur la peau, mais encore sur les muqueuses. L'intérieur de la bouche était absolument anesthésié, et la malade ne reconnaissait pas le contact des dents avec la langue ; mais, par compensation, elle avait des viscéralgies très intenses. On prit le parti de lui pratiquer des injections de morphine ; elle parvint rapidement à la dose de 8 centigrammes par jour, et, sous l'influence de ce traitement, on vit les douleurs disparaître et la sensibilité normale se réveiller.

Depuis cette époque, elle est devenue complètement tributaire de cette habitude ; elle ne peut plus se passer de morphine ; mais, sous tous les autres rapports, sa santé est irréprochable ; elle jouit d'un excellent appétit et fait de longues courses à pied sans éprouver la moindre fatigue.

Aux troubles de la sensibilité tactile, d'autres désordres sensoriels peuvent se joindre ; la vue est de tous les sens spéciaux celui qui est le plus souvent affecté. On observe chez ces malades des amblyopies, et quelquefois des amauroses, comme chez les sujets qui ont abusé du tabac.

Les actes réflexes sont amoindris, quelquefois même abolis ; ce sont les réflexes rotuliens qui disparaissent le plus souvent. Je tiens à vous rappeler que chez l'une de nos malades, ils étaient complètement abolis, et que, malgré l'amélioration qu'elle présente, ils n'ont pas encore reparu.

Si les actes réflexes sont supprimés ou compromis, il est, par contre, extrêmement rare d'observer des paralysies : c'est surtout par l'abstinence, comme nous le verrons tout à l'heure, que cet effet semble se produire.

Mais, sur l'appareil digestif, la morphine exerce une action des plus inattendues. Administrée par la voie des injections hypodermiques, elle développe l'appétit et produit même quelquefois de la boulimie. Chez la jeune hystérique dont je vous ai déjà parlé, une anorexie complète a été guérie par l'usage de la morphine ; elle jouit maintenant, grâce à cette habitude, d'un appétit très régulier.

Le contraire a lieu, vous le savez parfaitement, quand l'opium ou la morphine ingérés par la bouche sont mis en contact avec la muqueuse gastrique. Ce sont alors des nausées et quelquefois des vomissements qu'on observe. C'est surtout une inappétence presque absolue et qui rend l'alimentation très difficile. Voilà pourquoi les morphinomanes, bien différents des mangeurs d'opium, peuvent se livrer, avec une impunité relative, à leur vice de prédilection.

Il est cependant des sujets chez qui les injections hypodermiques de morphine déterminent des nausées et provoquent le vomissement ; mais ceux-là ne deviennent jamais morphinomanes, ils sont préservés de ce vice par une répugnance naturelle.

Sur l'intestin, le poison produit une action paralysante ; il existe chez la plupart de ces malades une constipation presque invincible, souvent accompagnée — contradiction bizarre — par du ténesme et des étreintes. L'abstinence, au contraire, produit de la diarrhée.

Je rapprocherai de la constipation la dysurie. Beaucoup de ces malades ne peuvent uriner que goutte à goutte, et souvent avec des douleurs très vives.

Mais parmi les troubles que produit l'abus de la morphine, les plus graves sont ceux de la respiration et de la circulation. Le pouls est intermittent, l'impulsion cardiaque est affaiblie, il y a de la dyspnée et de la raucité de la voix.

Mais ne l'oublions pas, c'est surtout par l'abstinence que ces désordres se produisent.

Il est enfin des cas où l'on voit éclater chez le malade de véritables attaques de fièvre intermittente, revenant périodiquement sous forme d'accès réguliers.

Presque toujours les dents sont le siège d'altérations profondes. — La morphine attaque d'abord les grosses molaires par leur face triturante et les creuse d'une cavité profonde. Elle s'étend aux bicuspides, aux incisives et en dernier lieu aux canines dont l'extrémité conique s'excave en forme de cupule. C'est l'ivoire qui est le siège de l'altération, laquelle est presque toujours indolore, ne s'accompagne point de périostite et marche avec une extrême rapidité.

Combes (1) a vu une malade n'avoir plus une seule dent intacte un an après le commencement de la carie.

La chute des cheveux coïncide souvent avec la destruction des dents.

La nutrition générale souffre aussi de cette influence funeste. Les troubles qui en résultent peuvent se résumer en un seul mot. Le morphinomane *vieillit* ; il vieillit rapidement. Ne manquez point, messieurs, de le rappeler aux femmes coquettes qui abusent de la morphine. Rien n'éteint l'éclat de la physionomie comme l'abus de ce poison. Les yeux se ternissent, la figure tend à devenir un masque immobile et sans expression, la peau devient jaune et prend

(1) Combes. — Académie de médecine 1885. (17 mars).

bientôt une teinte terreuse, enfin des rides prématurées viennent achever le tableau.

C'est qu'en effet, l'une des conséquences les plus remarquables des injections sous-cutanées de morphine, c'est l'induration du derme. Voilà pourquoi les malades usent rapidement leurs aiguilles et sont constamment obligés de les renouveler. Leur pointe s'émousse et ne peut plus traverser ce cuir épaissi.

Ajoutons enfin que les morphinomanes sont sujets à des accidents locaux de toute espèce : les bras de certains sujets ressemblent à des écumoires ; la peau indurée, rouge et tuméfiée, conserve la trace des piqûres quotidiennes dont elle est constellée. Mais, avant d'en arriver là, les sujets sont exposés à voir se former des tubercules indurés, des abcès, des phlegmons et des accidents plus graves encore. J'ai vu mourir dans mon service une femme atteinte d'ataxie locomotrice et qui abusait des piqûres. Une inflammation développée autour d'un de ces points finit par aboutir à un phlegmon profond, auquel la malade succomba.

On le comprend, en effet ; les accidents chirurgicaux ont une haute gravité chez le morphinomane, qui, sous ce rapport, ressemble au diabétique, et cette ressemblance ne s'arrête pas à la surface, car souvent il a, comme lui, du sucre ou de l'albumine dans les urines.

Enfin, l'abus de la morphine trouble les fonctions génitales et conduit à l'aménorrhée, à l'impuissance, à l'avortement.

Comment finissent les morphinomanes ? Ils peuvent arriver à s'empoisonner. Ils peuvent mourir subitement.

Plus d'un morphinomane, en effet, s'injecte par erreur une dose foudroyante qui le tue sur le champ (Zambaco).

Quand le malade résiste, il tombe graduellement dans le marasme et meurt phtisique ou cachectique, à moins qu'une maladie intercurrente, quelquefois légère, ne vienne l'enlever. Les néphrites sont au nombre des maladies qui terminent le plus souvent le cours de leur existence.

Les affections aiguës des voies respiratoires, la bronchite et surtout la pneumonie sont chez la plupart de ces sujets d'une gravité exceptionnelle.

Leur vie est donc menacée à chaque instant : et pourtant il est des privilégiés qui semblent échapper, dans une certaine mesure, aux conséquences de leur vice. Ils parviennent quelquefois à un âge avancé, mais en traînant une existence toujours fort amoindrie, et en restant fort inférieurs à ce qu'ils auraient pu devenir.

Bien des morphinomanes luttent contre le mal, essayent de renoncer à leur habitude ou viennent se mettre eux-mêmes entre les mains des médecins. Ils ont raison, car, si la dipsomanie est incurable, la morphinomanie peut guérir.

On les soumet donc à un traitement régulier dont la première condition est de suspendre ou tout au moins de diminuer l'usage du poison, et c'est alors que se manifestent les effets de l'abstinence, qui feront le sujet de la prochaine conférence.

DEUXIÈME LEÇON

EFFETS DE L'ABSTINENCE

Messieurs,

Dans la leçon précédente, je vous ai signalé les effets de l'abus de la morphine. J'ai surtout appelé votre attention sur les conséquences de cette habitude au point de vue intellectuel et moral. J'ai dû ensuite vous entretenir des troubles physiques du morphinisme, de ses effets sur la sensibilité et la motilité, sur les fonctions digestives et la nutrition en général. Je me suis surtout attaché à vous montrer que le stimulant morphine se substitue pour ainsi dire peu à peu aux actions organiques ; de là les funestes effets de l'abstinence dont j'ai maintenant à vous parler.

Parmi les poisons qui produisent les délires

toxiques, il faut distinguer deux classes bien différentes au point de vue des effets qu'entraîne
leur suppression. Il est des agents qui, comme
le plomb, ont une influence désastreuse et dé-
létère sur l'économie tout entière, qui frappent
tous les organes ; mais, de même que leur action
n'est accompagnée d'aucun plaisir, de même
leur suppression n'amène aucun inconvénient ;
ils sont simplement nuisibles. Supprimez le
sulfure de carbone à un individu empoisonné
par cet agent, et vous verrez tous les accidents
cesser, à moins que le poison n'ait acquis droit
de domicile dans l'économie. Il en est de même
pour le mercure et le plomb. Il en est tout autrement pour ces poisons que l'homme recherche
dans un but de plaisir ; ils deviennent pour beaucoup de malades indispensables à l'existence. Ils
apportent de telles modifications à l'ensemble
des fonctions que leur intervention devient nécessaire : le sujet privé de leur appui ressemble à
un navire échoué sur la côte, et qui attend la
marée pour se remettre à flot. Comme exemple,
je vous citerai, avec la morphine, l'alcool, et
dans le même ordre d'idées, le café, le thé, le
tabac et le haschich. Il est des personnes qui
ne peuvent plus se passer de ces excitants, une
fois qu'elles s'y sont habituées : ce sont de véri-

tables dipsomanes. Je me rappelle toujours avoir rencontré sur le boulevard un homme qui m'aborda en me disant : « Monsieur, je suis dans la misère la plus complète, je n'ai pas dîné hier, je ne dînerai pas aujourd'hui ; mais, ce qui est plus terrible, je n'ai pas de tabac, et je ne puis me passer de fumer. »

Parmi les poisons de cette catégorie, l'opium et son alcaloïde, la morphine, tiennent le premier rang.

Les effets de l'abstinence s'observent surtout chez les sujets qui, décidés à rompre avec leurs funestes habitudes, se sont soumis de bonne foi à un traitement méthodique. Il va sans dire que les mêmes accidents se rencontrent chez ceux qui, par des circonstances indépendantes de leur volonté, sont brusquement privés de leur stimulant habituel. C'est ce qui arrive au malheureux morphinomane qui a cassé sa seringue ou qui vient d'être mis en prison, ou encore qui se voit réduit à la misère et n'a plus les moyens de continuer ses pratiques habituelles. La femme que je vous ai récemment présentée nous est arrivée dans un état de surexcitation terrible ; elle n'avait plus d'argent depuis plusieurs jours pour se procurer de la morphine.

Parmi les phénomènes qui résultent de la suppression, il en est qui sont tout opposés à ceux provoqués par l'abus. Ainsi la diarrhée est une des conséquences de l'abstinence, tandis que la constipation est habituelle chez les sujets adonnés à l'usage du poison. Cela est logique. Mais il arrive aussi qu'à la suite de la suppression de l'agent toxique apparaissent des phénomènes identiques à ceux qui sont produits par l'abus lui-même. Et, remarquez-le bien, ce n'est pas seulement pour la morphine que cela se voit, mais aussi pour tous les poisons de la même catégorie. L'abus de l'alcool produit le tremblement; la privation de l'alcool produit un tremblement plus fort encore, et les buveurs qui tremblent le matin en s'éveillant voient disparaître cet accident dès les premières libations. Je dois vous prévenir de cette contradiction pour que vous ne soyez pas étonnés de la rencontrer.

Dans le principe, on traitait la morphinomanie par la suppression radicale et brusque du poison. C'est alors surtout qu'on a vu se produire dans toute leur force les phénomènes dont je vais vous entretenir.

Je vous ai décrit l'aspect des sujets en puissance de morphine ; ils ont le regard éteint, ils ont je ne sais quoi de spécial dans la physionomie. Au contraire, la figure du malade en état d'abstinence est habituellement animée, rouge, vultueuse : ce qui prédomine chez lui, ce sont des phénomènes d'excitation et de congestion. Toutefois, chez d'autres individus, c'est un affaissement presque cadavérique qu'on observe : il semble qu'on leur ait soustrait la vie en supprimant leur poison.

Je vous présente l'une des malades dont je vous ai parlé au début de ces leçons. Elle est privée de morphine depuis hier. L'expression de sa physionomie est frappante. Le regard est atone, la vision est abolie, la malade est aveugle et presque sourde : la face est cadavéreuse, l'intelligence est presque éteinte ; enfin elle ne peut pas se soutenir sur ses jambes.

Je lui pratique une injection de quelques centigrammes. A l'instant même sa figure exprime la béatitude : ses forces reviennent, son esprit s'éveille, elle voit, elle parle, elle entend.

Tels sont les effets généraux que produit l'injection après une longue abstinence.

Mais entrons un peu dans l'analyse des phénomènes.

L'*euphorie*, cette sensation de bien-être général, de béatitude indéfinissable qu'éprouve le morphinomane et qui lui fait voir tout en rose, disparaît. Elle est bientôt remplacée par un état de malaise, de trouble, quelquefois d'agitation, qui survient surtout au moment où le malade avait l'habitude de se faire son injection. Le morphinomane privé de son stimulant devient irritable, querelleur; il a une disposition à tout critiquer, à tout voir en mal, en un mot, c'est un être insupportable. On dit, à Constantinople, quand on veut parler d'un homme désagréable : « C'est un thériaqui privé de son opium » (Zambaco).

Malaise vague ; tel est donc le premier résultat qu'amène l'abstinence. Mais il se produit bientôt toute une série d'autres phénomènes. Plus d'un morphinomane privé de son excitant s'affaisse, ses facultés intellectuelles s'émoussent, tout travail sérieux lui devient impossible. D'après une remarque de Zambaco, le besoin de morphine se fait d'autant plus sentir que l'effort intellectuel nécessaire est plus intense. Un homme politique, ayant une situation considérablé et adonné à l'usage de la morphine, prenait soin, les jours où il y avait conseil des ministres, d'emporter sa seringue dans sa poche pour se faire des injections.

Je vous l'ai dit, la morphine sert de stimulant à l'intelligence; elle aide le mathématicien à résoudre ses problèmes, le poète à s'élancer à la recherche de l'idéal. Par contre, chez le morphinomane privé de son poison, il se produit une hyperesthésie morale quelquefois portée à un degré très élevé, une sensiblerie particulière. C'est ainsi qu'un médecin de ma connaissance, morphinomane endurci, quand on venait à le priver de son stimulant, se mettait à pleurer sur les souffrances des malades qui venaient le consulter, et dont il ne pouvait écouter les plaintes sans en être profondément affecté.

L'usage immodéré de la morphine, je vous l'ai dit, produit l'insomnie ; l'abstinence, au contraire, amène un sommeil lourd, profond, auquel le sujet s'arrache difficilement. Aussi cette manie lectuaire, que je vous ai signalée chez le morphinomane, s'observe-t-elle à son plus haut degré chez l'abstinent. Tel morphinomane me disait : Au réveil je n'y vois plus, je n'entends plus, c'est à tâtons que je cherche ma seringue et c'est seulement quand je l'ai trouvée, quand je me suis piqué, que je puis m'arracher à mon lit.

Le tableau que je viens de vous tracer est

celui de la dépression ; mais l'absence du stimulant peut amener chez le malade des accidents tout différents.

Certains sujets, dès les premiers jours de l'abstinence, sont pris d'une agitation extrême ; ils vont et viennent, ils ne peuvent pas tenir en place, ils poussent des cris et des gémissements : ils assourdissent tout le monde de leurs ennuyeuses lamentations. A un degré plus élevé, ils présentent des hallucinations nombreuses qui, comme pour tous les délires toxiques, portent principalement sur la vue ; ils aperçoivent des figures humaines, les unes souriantes, les autres menaçantes ; ils voient des lumières, des flammes, des auréoles. Ils peuvent avoir aussi des hallucinations de l'odorat et du goût, mais il est plus rare de rencontrer chez eux des hallucinations de l'ouie.

A tous ces troubles, il faut joindre l'insomnie, conséquence naturelle de la privation de leur médicament d'usage. Cette assertion vous semblera paradoxale, car nous venons de dire que la privation de morphine donne de la somnolence ; mais il faut se rappeler que les effets de l'abstinence suivent deux directions opposées : par un côté ils ressemblent aux effets de l'abus, par l'autre ils offrent le contraste le plus frappant avec les effets habituels du poison. Voilà pourquoi la privation de morphine produit tantôt la somnolence, tantôt l'insomnie.

Ces troubles n'atteignent pas encore à la manie, mais chez certains sujets cet état peut survenir ; il présente alors un caractère très aigu, avec délire violent. On n'observe point cependant l'incohérence qui caractérise les vrais maniaques. Souvent même les malades ont des idées fixes et de véritables obsessions intellectuelles. On constate aussi chez plusieurs d'entre eux une tendance au suicide qui nécessite une surveillance étroite et rigoureuse.

En dehors du délire proprement dit, il est une aberration intellectuelle que nous sommes forcé de signaler : c'est la tendance au mensonge que nous avons déjà mentionnée parmi les effets de l'abus, et qui porte plus spécialement sur le sujet, toujours brûlant, des habitudes vicieuses du malade. S'il a éprouvé une rechute, s'il est retombé, ne fût-ce qu'une fois, dans son péché de prédilection, il mentira de la façon la plus effrontée, en prenant le ciel et la terre à témoin de sa sincérité. Il suffit bien souvent de fouiller le malade pour le convaincre d'un mensonge impudent ; au moment même où il proteste de son innocence, il a une provision de morphine sur lui.

Passons maintenant à l'étude des troubles de la sensibilité. Ils sont nombreux et variés, mais presque toujours ils se dessinent dans le sens de l'hyperesthésie au lieu de verser dans l'insensibilité.

Le malade éprouve souvent de la céphalalgie ; il a des fourmillements ; il présente parfois de véritables névralgies ; enfin les anciennes douleurs se réveillent, et les souffrances qui l'avaient poussé à l'abus de la morphine reprennent leur empire.

Du côté des sens spéciaux, l'on constate souvent des troubles visuels, de la diplopie et surtout un grand défaut d'accommodation. Ces troubles ne sont point liés à une altération matérielle de la rétine ; ils résultent presque toujours d'une asthénopie accommodative. En effet, une simple injection suffit pour rendre aux muscles leur tonicité, et la vision reprend alors son acuité primitive.

Les autres sens spéciaux peuvent également éprouver un affaiblissement momentané, mais à un degré très inférieur à celui que subit la vue. Toutefois, il faut faire une exception à l'égard du sens génital.

Mais, par l'effet de cette contradiction que nous avons si souvent signalée, ce qu'on rencontre le plus souvent, ce sont des phénomènes d'hyperesthésie, d'excitabilité anormale de tous les sens avec exagération des réflexes. Le moindre bruit fait tressaillir les sujets, le moindre contact les fait sursauter. Ces phénomènes sont très prononcés chez une jeune malade que nous avons en ce moment à la clinique et qui vous a été souvent présentée. Enfin, détail curieux, les malades éternuent souvent avec force : c'est encore un reflexe exagéré.

Les troubles de motilité sont beaucoup moins fréquents. Cependant plusieurs sujets se plaignent d'un grand sentiment de faiblesse ; la marche est difficile, les mouvements sont gênés. Souvent on constate du tremblement, comme dans l'empoisonnement par l'alcool ou par le plomb. Poussé à un certain degré, ce phénomène devient choréiforme, et il est des sujets qui exécutent de véritables roulements de tambour avec les jambes (Levinstein).

Les malades se plaignent surtout d'inquiétudes dans les jambes et de sensations de froid dans les os, les tibias surtout, qui sont remplacées par un sentiment de chaleur et de bien-être après la piqûre.

Ils éprouvent, pour emprunter un mot anglais, un *craving*, un appétit inassouvi, mais à côté de cela, il y a encore l'état mental de désir non satisfait, l'aspiration vers une seule pensée — la piqûre à venir — sorte de *yearning* qu'on pourrait appeler *nostalgie de la morphine*. (1)

Il est d'autres troubles nerveux qui présentent, au moins en apparence, une gravité plus considérable encore. On voit chez certains sujets des phénomènes épileptiformes ; ce sont tantôt de simples absences, tantôt de véritables crises convulsives.

De pareils symptômes sont alarmants sans doute ; mais il est un groupe symptomatique bien plus redoutable, c'est le *delirium tremens*. Il survient, chez ceux qu'il doit atteindre, sept à huit heures après la suppression de la morphine. Le tremblement est accompagné d'un délire violent, avec une agitation intense et une fureur extrême. Le sujet se met à tout casser, il se livre à des actes agressifs, il est véritablement dangereux. A ces troubles divers viennent se joindre les hallucinations, qui portent principalement sur la vue ; elles sont accompagnées d'un sentiment d'angoisse et de sueurs profuses. Cet état formidable, abandonné à lui-même, ne dure guère plus de quarante-huit heures. Mais,

(1) O. Jennings. De la morphinomanie J. B. Ballière, 1887, 2ᵉ éd.

si l'on veut intervenir, il est calmé immédiatement par une injection de morphine.

Viennent ensuite les troubles digestifs; plusieurs malades ont une dyspepsie intense; ils éprouvent des nausées et des vomissements, d'autres au contraire ont de la boulimie. Ces accidents ne sont pas constants, mais on doit toujours s'attendre à voir survenir de la diarrhée; quand elle manque par hasard, il faut se défier du malade, il trompe son médecin, il continue à prendre de la morphine. Comme phénomènes connexes, nous signalerons la soif, conséquence immédiate de la diarrhée, et le ténesme anal qui l'accompagne si souvent.

La peau participe aux troubles de toute l'économie. On voit se produire de la congestion de la tête, de la rougeur de la face. Quelques sujets ont de l'urticaire, à contours crénelés le plus souvent (1), presque tous offrent des sueurs profuses. A ces signes, il faut joindre un abaissement très réel de la température, accompagné de frissons, et qui peut être constaté par le thermomètre.

Les fonctions sexuelles sont au nombre de celles qui montrent la perturbation la plus profonde. Mais, participant à la règle générale qui

____

(1) O. Jemings, Encéphale 1886.

veut que l'hyperesthésie prédomine en toute chose chez les morphinomanes en état d'abstinence, elles présentent une surexcitation manifeste. Le morphinomane en général voit ses désirs s'éteindre, ou du moins s'affaiblir : souvent même il devient impuissant. Le contraire a lieu par l'effet de l'abstinence et l'on assiste quelquefois aux manifestations d'un érotisme exagéré ; cette perturbation est surtout fréquente chez les femmes. Les règles, depuis longtemps supprimées, reparaissent ; enfin, chez les hommes, on constate souvent la névralgie du testicule, et quelquefois le rétrécissement spasmodique du canal de l'urètre (1).

Du côté de la sécrétion urinaire, on rencontre souvent de la glycosurie et plus souvent encore de l'albuminurie ; elle est plus fréquente dans l'état d'abstinence que pendant l'abus de la morphine.

La respiration est profondément troublée, la plupart des sujets présentent de la dyspnée et surtout de l'irrégularité dans le rythme respiratoire. Certains d'entre eux ont des accès d'asthme. A un moindre degré on observe la toux et des points de côté.

Enfin la circulation s'affaiblit, le malade a des palpitations, le pouls se ralentit et devient faible.

(1). Rizat, Encéphale 1883, p. 344.

A un moment donné, le morphinomane, en état de privation, éprouve une défaillance intolé· rable, un sentiment de malaise général qui souvent s'accompagne de troubles arrivant jusqu'aux limites de la syncope et qui peuvent aller jusqu'à la mort. C'est le collapsus, décrit par tous les auteurs, et qui se reproduit à des degrés divers chez tous les malades en cours de traitement.

Si l'on étudie à l'aide du sphygmographe le pouls chez ces sujets, on obtient une courbe qui dessine très exactement les variations par lesquelles passent les fonctions circulatoires.

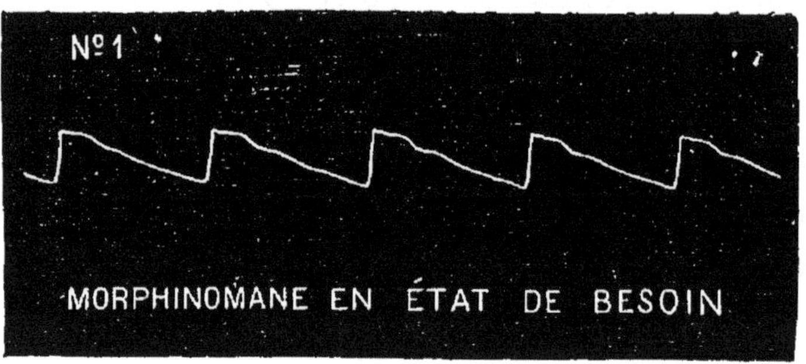

Le morphinomane est en état de besoin, il est privé depuis un temps plus ou moins long de sa piqûre habituelle : il éprouve la défaillance qui lui fait désirer son stimulant d'habitude. A ce moment, la courbe sphygmographique présente un plateau correspondant à la systole, et qui ressemble, dans une certaine mesure, au tracé que l'on obtient dans certains cas de néphrite chronique, dans les anévrismes du tronc brachio-céphalique, et dans d'autres maladies.

A ce moment, en effet, il y a rupture d'équilibre entre l'impulsion cardiaque et la résistance vasculaire. Les tissus sont en état d'anémie par défaut, et les centres nerveux sont les premiers à souffrir de cet état de choses. Voilà pourquoi le morphinomane, en état d'anémie cérébrale, souffre d'une agitation qui répond à la privation de sang. En même temps, il se sent défaillir et toutes les actions vitales semblent suspendues chez lui.

A ce moment, le malade se fait une piqûre.

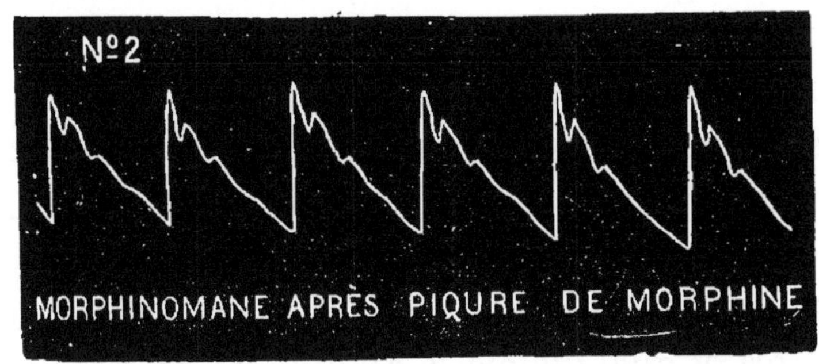

Quelques instants après, il entre en état de satisfaction. La résistance périphérique est vaincue, le cœur triomphe sur toute la ligne, les tissus entrent en état de turgescence vitale, les fonctions se rétablissent, et tout malaise disparaît.

Le pouls se relève immédiatement, la transformation s'est opérée.

Le tracé sphygmographique indique la disparition du plateau, et la courbe a presque repris l'état de la circulation normale, sauf un léger aplatissement, à la fin de la systole, qui indique un léger degré de tension artérielle. Chez certains sujets, au bout de deux ou trois jours on voit se développer un sentiment de faiblesse qui n'est certainement pas dû, comme le pense Levinstein, à la privation d'aliments, mais bien à la suppression du stimulant habituel.

Mais la faiblesse se développe et s'aggrave, le cœur souffre à son tour ; le pouls s'affaiblit, devient irrégulier, se ralentit, tombe à trente ou quarante pulsations par minute et devient enfin complètement insensible.

En même temps, la respiration s'arrête, la peau se refroidit et se couvre d'une sueur glacée. Le sujet tombe en état de syncope ; il a les yeux caves, les traits tirés ; il offre les apparences de la mort et quelquefois la réalité, car on a vu des malades mourir dans cet état.

D'une manière habituelle, ces phénomènes redoutables se développent graduellement, ce qui donne au médecin le temps d'intervenir ; mais ils peuvent survenir brusquement et ressemblent alors aux effets de l'empoisonnement aigu par la morphine.

On ne saurait trop insister sur la gravité d'un pareil état. C'est là très incontestablement l'objection la plus sérieuse qui se puisse adresser à la pratique, pourtant inévitable, de l'abstinence. D'ailleurs, c'est une question que nous discuterons à propos du traitement.

Lorsqu'on diminue la dose journalière de morphine au lieu de la supprimer complètement, on voit survenir des phénomènes analogues à ceux que produit l'abstinence totale, mais avec une moins grande intensité. Les effets varient d'ailleurs d'après le tempérament des sujets. Certains morphinomanes sont, à cet égard, de véritables instruments de précision, et, lorsqu'on cherche à leur administrer à leur insu des solutions étendues d'eau, ils en sont immédiatement avertis, d'abord par la douleur qui suit la piqûre, ensuite par le malaise ou plutôt par l'absence du soulagement qu'ils attendaient. Certains sujets s'aperçoivent immédiatement d'une diminution d'un demi-centigramme dans la dose habituelle.

J'ouvre ici une parenthèse. Il est important de savoir que chez un opiophage ou un morphinomane atteint d'une maladie qu'on veut traiter par l'opium, il faut donner au malade, d'abord sa ration d'habitude, ensuite la dose médicamenteuse qu'on a l'intention de lui administrer. Si, par exemple, le sujet a l'habitude de prendre 5 centigrammes de morphine par jour, il faut lui en administrer 7 ou 8 pour obtenir les effets que produiraient 2 ou 3 centigrammes de morphine chez un malade ordinaire. C'est ainsi qu'un cheval au repos a besoin de ce qu'on appelle sa ration d'entretien, qui lui est nécessaire pour vivre ; mais, s'il travaille, il lui faut sa ration d'entretien, plus une ration de travail proportionnée à ses fatigues.

Les accidents que nous venons de signaler, soit pendant l'abus, soit pendant l'abstinence, se produisent beaucoup plus rapidement chez les sujets atteints de maladies des voies urinaires : et cela se comprend, parce que c'est en partie par la sécrétion urinaire que la morphine est éliminée et sort de l'économie.

Nous n'avons parlé jusqu'à présent que des morphinomanes purs, de ceux qui se contentent de faire abus de la morphine sans y joindre aucun autre stimulant ; mais souvent le morphino-

mane joint à son stimulant d'habitude des excitants divers.

Les uns prennent du café, et cette pratique est
approuvée par Zambaco ; d'autres, en plus grand
nombre, combinent avec la morphine l'usage du
chloroforme, du chloral, de la cocaïne et surtout
des boissons alcooliques. Beaucoup de morphinomanes, sachez-le bien, sont en même temps
des ivrognes de profession.

Les sujets de cette espèce sont plus exposés
que les autres aux accidents graves qui résultent
de l'abstinence ; il sont atteints plus fréquemment de collapsus, il présentent beaucoup plus
souvent les phénomènes de *delirium tremens*.
Ce sont, en définitive, des organisations profondément viciées et dont le système nerveux est
ébranlé jusque dans ses racines ; c'est surtout
dans les cas de ce genre que les efforts du médecin restent absolument impuissants.

Les redoutables accidents dont je viens de
vous présenter le tableau sont loin de se produire chez tous les malades. D'abord, comme on
l'a dit avec raison, n'est point morphinomane
qui veut ; beaucoup de sujets, au lieu d'éprouver
les béatitudes ineffables dont je vous ai parlé, ne
prennent la morphine qu'avec répugnance et

2*

sont incommodes par des nausées violentes, par
du vertige et par un narcotisme fort désagréable.
Souvent même ce malaise est plus pénible encore que la douleur qu'on cherchait à soulager
par l'injection hypodermique.

Il est évident que chez de tels malades, la suppression de la morphine ne produira que des
avantages; mais les sujets de cette espèce ne
sont pas à proprement parler des morphinomanes. Et, pourtant, même parmi ces derniers, il
en est plusieurs qui supportent sans inconvénient la privation de morphine. J'ai dans mon
service à l'hôpital Laënnec, en ce moment
même, une jeune femme hystérique, chez laquelle on a remplacé avec avantage les piqûres
de morphine par les injections d'eau distillée.
Aucun inconvénient n'en est résulté, et la malade jouit d'une santé relativement meilleure.

Enfin on a prétendu que chez les aliénés si
souvent traités (à tort selon nous) par des doses
massives de morphine, la désaccoutumance ne
produit aucun des effets fâcheux qu'on observe
chez d'autres malades. Nous sommes loin de
souscrire à cet axiome, et nous croyons que,
même chez les fous, on peut créer à plaisir des
morphinomanes qui deviennent esclaves de l'habitude une fois acquise.

Toutefois, il est vrai que, chez certains agités et surtout dans les cas de manie aiguë, les médicaments de toute nature semblent rester sans effet. J'ai donné à un maniaque agité jusqu'à 20 grammes de bromure de potassium par jour sans produire aucun effet appréciable et même sans amener l'éruption habituelle. Il est donc très probable que le médicament n'était point absorbé. C'est ce qui doit certainement arriver à l'égard de bien d'autres substances médicamenteuses, et de la morphine en particulier. On comprend dès lors pourquoi la cessation d'un médicament, qui n'a jamais, à proprement parler, pénétré dans l'économie, peut fort bien ne déterminer aucun trouble. Telle est peut-être l'explication de l'immunité que présentent certains aliénés, soit à l'égard des doses massives, soit à l'égard de la suppression brusque du médicament.

Je terminerai, Messieurs, cette conférence en vous exposant le cas d'une des malades de mon service de l'hôpital Laënnec et chez qui se trouvent réunis un certain nombre des symptômes dont je viens de vous parler. Elle a été soignée par la méthode que j'ai préconisée dans une communication faite à l'Académie de médecine. (1) Ce traitement, que j'ai un peu modifié depuis vous, sera exposé dans une des séances prochaines.

La nommée Victorine P., âgée de quarante-sept ans, fut réglée à dix-huit ans et se maria à vingt-deux ans ; un an après elle eut un enfant.

En 1873, elle eut des névralgies stomacales qui la firent beaucoup souffrir ; pour la calmer, le médecin qui la soignait à cette époque lui fit quelques piqûres de morphine. Cet usage de la morphine fut passager et ne dura que peu de temps.

Au mois de mai 1879, à la suite de chagrins violents, elle eut des crises nerveuses, puis des coliques hépatiques et enfin la scarlatine. Elle fut soignée à la maison Dubois où les piqûres de morphine lui furent prodiguées ; c'est à cette époque qu'il convient de faire remonter l'origine de la morphinomanie.

Au début elle en prit 4, puis 6, 8, 12 centigrammes par jour. A ce moment ses règles se sont arrêtées.

La dose de morphine fut progressivement

(1) *Bulletin de l'Académie de médecine*, B. Ball et O. Jennings. Considérations sur le traitement de la morphinomanie, séance du 29 mars 1887.

augmentée et portée à 0,40 centigrammes en 20 piqûres; quelque temps après, elle arriva à 0,60 c., puis à 0,80, ce fut le maximum. Elle ne dépassa point cette dose, sauf une fois où elle se fit successivement une série d'injections, espérant trouver la mort par empoisonnement morphinique. Mais c'est là un fait isolé, unique, qui ne s'est pas reproduit dans son histoire.

Dès le début de ses habitudes, elle eut des vomissements d'abord quotidiens, puis hebdomadaires, puis mensuels : ces crises gastriques s'atténuèrent peu à peu et finirent par disparaître complètement.

Au mois de janvier 1887, elle a cherché elle-même à diminuer la quantité de morphine qu'elle prenait, en substituant aux injections hypodermiques des pilules d'extrait thébaïque à la dose de 0,25 centigrammes par jour. C'est pourquoi, aujourd'hui 13 janvier, elle entre à l'hôpital Laënnec, ne prenant plus que huit centigrammes de chlorhydrate de morphine et ses pilules d'extrait thébaïque.

État actuel. — C'est une femme de petite taille, de force moyenne, à la physionomie peu expressive. Le visage est pâle, de couleur terreuse et plombée.

Les forces musculaires ont notablement diminué, une marche même de courte durée est trop pour elle. Elle est incapable d'aucun effort physique et ne pourrait faire aucun travail, même irrégulier. Elle a des fourmillements dans les jambes, et du tremblement des extrémités. Les réflexes rotuliens et olécraniens sont complètement abolis. De temps en temps elle a des secousses et des soubresauts qui l'obligent à se soulever brusquement dans son lit.

La sensibilité n'est pas émoussée, au contraire, depuis ces derniers jours elle est hyperesthésique, les piqûres lui font mal et le seul pincement de la peau, que l'on soulève pour pratiquer l'injection, lui cause une vive douleur. Elle n'a pas de plaques d'anesthésie.

Elle a du larmoiement et du coryza d'une façon presque permanente.

Elle présente des accidents très marqués du côté des sens spéciaux.

Elle a des bourdonnements d'oreilles fréquents et même des alternatives d'audition et de surdité. Ce dernier phénomène est surtout très accentué quand elle se trouve en état de besoin. Elle n'accuse pas de véritables hallucinations auditives, tandis qu'elle a eu quelques hallucinations visuelles ; elles ont été rares, mais elle en a eu.

Sa vue a beaucoup perdu de son acuité. Elle voit à peine et distingue mal des objets mêmes rapprochés. Les contours en sont vagues, elle souffre beaucoup de ce défaut d'accommodation. Elle a de la diplopie; ses pupilles sont un peu dilatées.

En ce moment, la lecture la fatigue et c'est pour elle un grand chagrin, car jadis elle passait toutes ses nuits à lire; ne prenant aucun exercice, elle n'accomplissait aucun travail, et restait alitée tout le jour dans un perpétuel état de somnolence, n'ayant point l'énergie de secouer cette *manie lectuaire*, si fréquente chez presque tous les morphinomanes invétérés.

Elle n'avait même pas la velléité de sortir de cet état de torpeur, chez elle les facultés intellectuelles sont émoussées. L'énergie, la force morale ont complètement disparu; plus de volonté. La mémoire est affaiblie et l'intelligence engourdie. Elle ne peut s'appliquer même pour écrire une lettre. C'est un travail dont elle s'avoue tout à fait incapable en ce moment.

Elle éprouve dans la région précordiale une douleur dont elle se plaint vivement, surtout au moment du besoin. Rien au cœur, ni dans les vaisseaux. Le tracé sphygmographique pris en état de privation **présente** le plateau systolique, caractéristique, qu'une piqûre de morphine fait disparaître en quelques secondes.

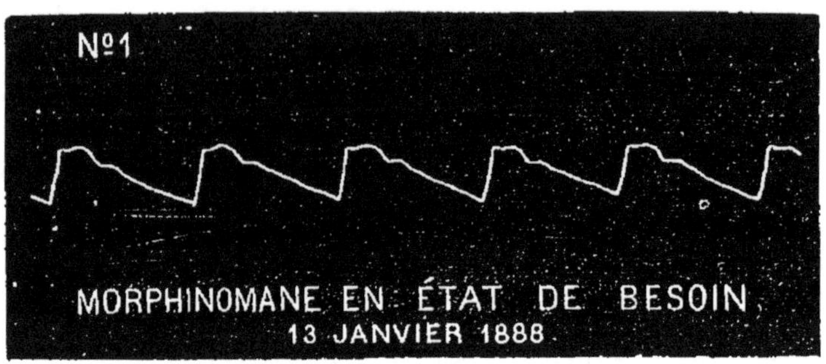

Elle ressent, après chaque repas, des phénomè-nes de strangulation qui se dissipent deux heures après le début du repas, sans laisser de traces, pour revenir après le repas suivant. L'appétit n'est pas mauvais, mais elle souffre d'une consti-pation opiniâtre qu'elle combattait chaque jour avec des lavements, de la magnésie et de l'eau de Pullna. Elle a des hémorroïdes.

Les dents sont fortement altérées, presque complètement déchaussées, elle en a déjà perdu plusieurs. La chute des cheveux a coïncidé avec la destruction des dents. Le début de ces lésions remonte à environ deux ans après le commence-ment de ses habitudes morphiniques. Elle a beaucoup maigri.

Jamais de troubles trophiques.

Jamais d'abcès, jamais aucun accident du côté

de la peau qui est épaisse, endurcie et rugueuse. Elle n'a jamais eu cette forme d'urticaire à contours crénelés, que, le premier, M. le Dr Jennings a constaté chez différents malades.

Le foie déborde de deux travers de doigts les fausses côtes, il est sensible à la pression.

Parfois elle souffre dans la région lombaire. Les urines sont normales et ne contiennent ni sucre ni albumine. Nous avons essayé de déceler la présence de la morphine dans les urines. Dans ces recherches nous n'avons obtenu que des résultats négatifs.

Le 14 janvier 1888, le lendemain de son entrée, nous commençâmes le traitement par la suppression totale des pilules d'extrait thébaïque. Nous avions l'intention, la dose n'étant plus que de 0,08 cent., de supprimer 4 centigrammes en quatre jours, puis les autres en huit à dix jours; mais par une erreur de service, le 15 janvier, elle fut réduite de 0,08 à 0,06 centigrammes. — La diminution se fit graduellement à raison d'un centigramme par jour; enfin le 24 elle ne prenait plus une goutte de morphine. Ce jour là et le jour suivant seulement, on lui donna une pilule d'opium de 0,01. Ce fut tout.

Pendant cette période, elle prenait tout d'abord 15, puis 20, puis 25 puis 0,30 et même 0,35 centigrammes de sulfate de spartéine, en quatre piqûres — trois piqûres, chacune de deux seringues de Pravaz d'une solution au vingtième dans la journée, plus une seule seringue dans la nuit, en même temps du chloral et tous les deux jours un bain sulfureux.

Il ne se produisit point de diarrhée pendant la période de privation, comme on l'a fréquemment observé, au contraire la constipation était si grande que la malade fut purgée plusieurs fois de suite.

Les phénomènes d'abattement et d'agitation, d'excitation et de dépression se manifestèrent avec une grande intensité. Insomnie, inappétence, sueurs profuses, dyspnée, irrégularité du rythme respiratoire, angoisse, crampes.... Pas de vomissements. Les extrémités sont froides et moites, fréquents frissons. La température a monté de quelques dixièmes seulement. La face est congestionnée, bouffie. L'œil est terne, fatigué, les pupilles dilatées. Elle ne voit que d'une façon confuse. — L'ouïe est troublée. — Elle crache des filets de sang. Le foie est douloureux et fait craindre à la malade le retour des coliques hépatiques qui ont été l'origine de sa maladie.

Pendant cette période, pas d'autres accidents cardiaques qu'une légère accélération et que des palpitations aux moindres mouvements.

La malade ne peut se lever et n'essaie même pas de le faire.

Le 30 janvier 1888. — Quoique fatiguée encore, la malade commence à se sentir moins affaissée, elle semble se remonter un peu. Le café qu'elle prend le matin lui donne un peu de force, dit-elle. Mais elle réclame toujours ses piqûres de morphine avec moins d'insistance cependant.

La constipation persiste.

Le sommeil est toujours agité et ne peut être obtenu qu'avec le chloral. Elle prend un peu de bromure de potassium. Les injections hypodermiques de spartéine lui procurent un immense soulagement. Après ces piqûres, dit-elle, les douleurs du cœur se calment et les tiraillements musculaires, les inquiétudes, les agitations des jambes sont atténués d'une façon remarquable par ce médicament; elle ajoute qu'il est fort regrettable que les piqûres soient aussi désagréables; pas d'élévation de la température, un peu d'appétit.

En somme la phase difficile s'est bien passée sans aucun accident grave.

5 février 1888. — L'état général de la malade se relève peu à peu. Le sommeil qui lui faisait complètement défaut malgré le chloral, revient peu à peu. Elle a un peu dormi cette nuit et s'est

reposée. Elle prend toujours 0,35 de sulfate de spartéine, 4 grammes de bromure de potassium et le soir deux cuillerées à bouche de sirop de chloral. — Les bains sulfureux lui font beaucoup de bien. — De tous ces agents thérapeutiques, le sulfate de spartéine est celui qui lui procure le plus de soulagement. — Outre qu'il fait cesser la douleur précordiale il atténue, nous répète-t-elle, considérablement les agitations et tiraillements musculaires, les inquiétudes qui sont très pénibles. Son effet paraît, à ce point de vue, supérieur à la faradisation et aux frictions au gant de crin. La constipation est toujours aussi tenace.

Le sphygmographe nous donne chaque jour le tracé type du besoin avec le plateau systolique encore très nettement accusé.

La physionomie est meilleure. — Elle commence à se promener un peu, elle se sent un peu plus forte et ne titube plus autant lorsqu'elle se trouve debout et qu'elle veut faire quelques pas.

12 février. — La convalescence s'effectue doucement. Le sommeil est assez bon quoique entrecoupé de réveils brusques. La malade se plaint aujourd'hui de névralgie intercostale assez vive, aussi lui fait-on une séance de faradisation.

Toujours même constipation que l'on combat avec des pilules d'évonymine.

La malade est sortie de cet état de malaise aigu où elle se trouvait depuis la suppression complète.

La figure est meilleure, les pupilles normales, plutôt un peu dilatées. Les poussées congestives qu'elle éprouvait après chaque repas tendent à s'amender.

Le pouls est plus ample, il est régulier et le plateau systolique, sans être complètement disparu, devient de plus en plus faible.

Elle pense encore de temps à autre à la morphine, mais sans désir violent. Elle demande à rester quelque temps encore à l'hôpital, car elle a peur de se trouver libre, ne se sentant pas encore assez forte pour résister victorieusement à la tentation.

La dose de sulfate de spartéine est de 0,25 c. Elle réclame toujours pour le même motif les injections hypodermiques de ce sel.

Le 15 février 1880, la dose de sulfate de spartéine est diminuée (elle n'en prend que 0,10) ainsi que le bromure. La malade se trouve mieux. Elle mange, se promène un peu dans la salle et demande quand elle pourra sortir. Le pouls est devenu presque normal. L'électricité faradique est toujours employée.

Le 27 février 1888. — Tous les médicaments sont supprimés. On donne à la malade des toniques, quinquina, quassia, etc. Elle désire quitter l'hôpital.

Après une sortie qu'elle fit le 15 mars, elle partit pour le Vésinet le 20 mars. Elle est aujourd'hui complètement guérie ; voici d'ailleurs son tracé sphygmographique pris trois jours avant son départ.

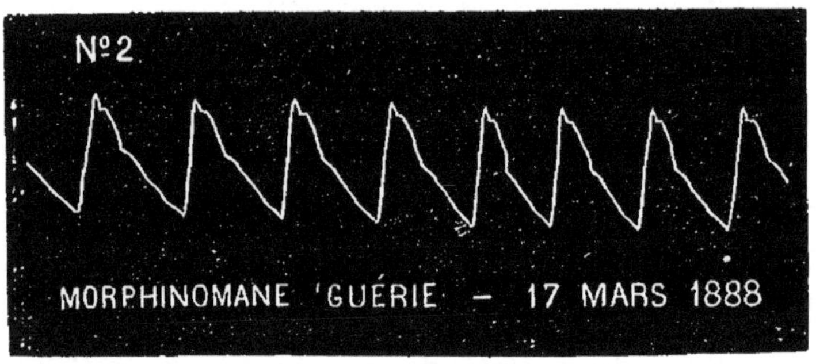

Il s'agit donc ici d'un cas de morphinomanie invétéré, puisque l'intoxication remonte à huit années, traité par la méthode de suppression graduelle.

Aucun accident n'est survenu pendant les douze jours que dura le traitement, et l'on n'eut pas besoin de reculer et de revenir en arrière au moment décisif.

Chaque jour nous nous sommes minutieusement assuré de l'état du pouls avec le sphygmographe, et chaque jour nous avons constaté le succès de l'emploi du sulfate de spartéine comme tonique du cœur.

Quant au calme qu'il procurait au système musculaire en général, et particulièrement aux membres inférieurs, les affirmations de cette malade ont été pleinement confirmées par deux autres malades actuellement soumis au même traitement. Ce fait n'avait peut-être pas été suffisamment démontré et mis en évidence, par le simple motif que les doses de sulfate de spartéine étaient de beaucoup moins fortes. En effet, jusqu'ici l'on n'avait pas dépassé la dose de 0,15 par jour, en injections hypodermiques. Ce chiffre est infiniment trop faible et l'on voit de quel précieux concours on se prive en restant dans les limites d'une excessive prudence. Nous avons donné plusieurs fois avec succès quelques gouttes de nitroglycérine, chaque fois qu'elle se trouvait prise de dyspnée après le repas ou après un mouvement un peu brusque.

TROISIÈME LEÇON

DIAGNOSTIC, PRONOSTIC

Messieurs,

Dans les deux conférences précédentes, j'ai cherché à vous montrer les effets de l'action prolongée de la morphine sur l'organisme humain. Après avoir examiné les modifications qu'elle apporte à l'état mental, au fonctionnement de l'intelligence et au sens moral, je me suis appesanti sur les désordres physiques qui peuvent également en être la conséquence. Enfin, je vous ai montré que la suppression du poison produit une autre série de phénomènes, souvent aussi redoutables que les effets de l'abus lui-même.

Il nous reste maintenant à déduire, des notions que nous avons déroulées devant vous, les conséquences pratiques qui |en découlent ; car, médecin avant tout, nous ne saurions nous contenter d'étudier en simple naturaliste les malades qui nous sont confiés. Notre but est, je ne dirai pas plus élevé, mais plus humanitaire.

Je vais donc m'occuper avec vous du diagnostic et du pronostic de la morphinomanie. Nous terminerons ensuite par l'étude du traitement et de l'anatomie pathologique cette série de conférences.

Le diagnostic de la morphinomanie semblerait, à première vue, n'offrir aucune difficulté. C'est le malade lui-même qui vient au-devant de nous ; il réclame les secours de la médecine, il fait des aveux que la famille s'empresse de compléter ; il ne reste donc plus qu'à instituer le traitement.

C'est ainsi que les choses se passent en théorie, mais en pratique il en est tout autrement. Le plus souvent nous sommes trompés par les malades, et souvent aussi par leur famille. Il règne à cet égard une complicité singulière entre le morphinomane et son entourage ; la mère, la femme, la sœur, les amis, cherchent à jeter un voile sur le vice qu'ils devraient dénoncer au

2**

médecin dans l'intérêt du patient. Au reste, pour qui connaît les habitudes des familles d'aliénés (et les morphinomanes se rapprochent à certains égards des aliénés), ces contradictions morales, ces défaillances de la logique et du bon sens n'ont absolument rien d'extraordinaire.

Il faut donc aborder le problème dans ce qu'il a de plus difficile ; il faut saisir la question corps à corps et s'efforcer d'en résoudre les difficultés.

Je me supposerai donc en présence d'une personne tourmentée par un mal inconnu, ou qui, dans le cours d'une maladie ordinaire, vient réclamer les secours de l'art.

Dès le premier abord, on est frappé par je ne sais quoi d'étrange dans la physionomie : le teint blafard, les yeux caves, le regard éteint coïncident avec une apparence d'hébétude et d'indifférence, qui répond assez exactement aux dispositions intellectuelles. Il existe, en effet, chez ces sujets, une paresse physique et morale des plus accentuées ; et j'ai pu deviner l'abus de la morphine chez des gens autrefois très intelligents, par l'affaissement manifeste de leur activité générale et par l'engourdissement de leur esprit. En même temps, les fonctions de nutrition sont profondément altérées : il existe une perte d'appétit dont le malade se plaint, ainsi qu'une constipation opiniâtre, et la maigreur générale correspond à cet état de choses.

Ces caractères, sans doute, sont très significatifs et suffisent déjà pour inspirer des soupçons légitimes ; mais ils peuvent manquer complètement ; ils peuvent être remplacés par des symptômes tout opposés.

Il est, nous le savons, des morphinomanes qui conservent une apparence de santé, qui présentent une tendance à l'embonpoint, qui jouissent d'un excellent appétit, d'un appétit quelquefois exagéré, qui possèdent enfin une intelligence vive et une grande activité. C'est qu'en effet, chez les prédisposés, la stimulation produite par la morphine facilite le travail, surtout intellectuel, et chez les habitués, le travail n'est même possible qu'à cette condition. Pour surprendre la vérité, il faut alors suivre le malade, il faut se livrer à une observation minutieuse et longtemps prolongée. Il faut s'astreindre à passer de longues heures avec le sujet, et c'est alors qu'on observe ces alternatives de somnolence et d'insomnie, d'excitation et de dépression, qui caractérisent le morphinisme chronique.

Tantôt le malade, qui paraissait engourdi, se réveille tout à coup et manifeste une agitation insolite, avec des impatiences et des douleurs dans les membres. C'est que l'heure de la piqûre est arrivée, l'horloge a besoin d'être remontée.

Tantôt, au contraire, le sujet tombe à ce moment dans une somnolence plus ou moins profonde ; il offre de l'irrégularité du pouls et la respiration est embarrassée.

Il est enfin des malades qui s'affaissent brusquement sur le parquet, dans un état presque syncopal, avec perte de connaissance, pour avoir laissé passer le moment où ils devaient s'administrer une injection.

Mais ce qui se produit le plus souvent, c'est la dépression momentanée. On est auprès d'un homme intelligent, aimable, instruit, sa conversation est agréable et spirituelle. Les choses marchent bien pendant quelques heures ; mais, à un moment donné, on voit tomber sa physionomie, elle respire le malaise, l'inquiétude. Ne pouvant plus résister au besoin qui l'obsède, le malade disparaît sous un prétexte futile ; quelques instants après il revient. Sa figure est transformée ; l'animation, le bien-être, la gaieté ont remplacé l'expression de fatigue et de mauvaise humeur qu'on lisait si clairement sur ses traits. Il vient de se faire une piqûre.

Il est d'autres sujets chez lesquels on observe

une dépression permanente. La courbe de leur activité morale ne présente point d'oscillations : ils sont dans un état constant de tristesse, d'angoisse, d'abattement. A la paresse intellectuelle répond un état prononcé de faiblesse musculaire ; ils ont des bâillements, des pandiculations ; il est presque impossible de leur faire quitter le lit.

Ce sont là des indices qui peuvent mettre le médecin sur la voie du diagnostic. Mais un morphinomane adroit s'arrange de manière à n'être point surpris, et, pour peu qu'il sache jouer son rôle, il conserve les apparences de l'intelligence et de la santé, évitant avec soin de se laisser voir aux moments où le masque tombe et où la vérité se montre dans toute sa nudité.

Pour sortir d'embarras, il est deux moyens de diagnostic, qui donnent au médecin la certitude absolue : le premier de ces moyens est excellent, le second est encore meilleur.

Le premier moyen consiste à inspecter les téguments : les stigmates des piqûres répétées, l'état œdémateux des membres, les éruptions dont ils sont couverts ne peuvent laisser aucun doute dans l'esprit de l'observateur ; mais, pour constater le fait, pour saisir le corps du délit, il faut obtenir la permission de voir les parties malades. Les morphinomanes réticents ne consentent jamais à les montrer, et ce n'est en quelque sorte que par surprise qu'on parvient à y jeter un coup d'œil indiscret. Un abcès se développe au niveau d'un piqûre malheureuse, il faut l'ouvrir, et c'est en donnant le coup de lancette que le médecin s'aperçoit qu'il est en présence d'un morphinomane.

Mais on peut obvier à ces inconvénients par l'emploi du deuxième moyen, qui est infiniment supérieur au premier, car il ne nécessite pas le consentement du malade.

Nous savons que la morphine est éliminée en partie par les urines; on peut donc l'y chercher, et dès qu'on l'a trouvée, on est absolument sûr que le vice existe, car la morphine éliminée doit nécessairement avoir été introduite dans l'économie. Il y a plus ; chez les malades en traitement, qui sont censés pratiquer l'abstinence, la présence de cet alcaloïde dans les urines suffit pour démontrer qu'ils trompent le médecin. Sans doute, chez un morphinomane qui commence à renoncer à ses habitudes, il existe une provision de cet alcaloïde qui met six à huit et même dix jours à s'éliminer ; mais, passé ce temps, s'il existe encore de la morphine dans l'urine, il est absolument certain que le malade continue à s'empoisonner (Levinstein).

Nous possèderions dans l'analyse des urines un moyen certain, si le malade prend une forte dose de morphine, de reconnaître à cet égard l'état réel des choses, non seulement chez les malades incorrigibles, mais aussi chez ceux qui cherchent à se corriger, pourvu qu'il prennent encore une quantité suffisante du poison.

En effet, il est aujourd'hui démontré que la morphine ne passe qu'en très petite quantité dans les urines. C'est surtout par le foie qu'elle est éliminée, ainsi que l'ont démontré les expériences de M. Laborde (1) chez les animaux ainsi que nos propres observations cliniques.

Il est donc nécessaire pour retrouver la morphine dans les urines que le malade en absorbe encore une quantité considérable. Ce fait déjà signalé par plusieurs auteurs se trouve absolument confirmé par les nombreuses analyses pratiquées dans mon laboratoire à la Clinique de Ste-Anne. Je crois pouvoir fixer à 0,10 cent., chiffre déjà indiqué par Notta, le minima nécessaire pour qu'une réaction sensible se produise.

Le moyen de diagnostic indiqué par Levinstein est sûr, mais il est moins utile en pratique qu'on aurait pu le supposer. D'ailleurs, il exige une

______

(1) *Tribune médicale*, 1876, p. 530 et 552.

main très exercée aux manipulations chimiques.

Ces réserves une fois établies, nous recommandons l'analyse des urines, qui, lorsqu'elle donne des résultats positifs, ne laissera subsister aucun doute dans l'esprit du médecin.

Le diagnostic est porté ; voyons maintenant sur quelles bases nous pourrons asseoir le pronostic, dans chaque cas particulier. Il faut d'abord se demander ce que deviennent les morphinomanes incorrigibles, ceux qui, l'habitude une fois contractée, ne peuvent jamais s'en défaire. Remarquons d'abord que, bien différents des alcooliques endurcis, les morphinomanes sont presque toujours obligés d'augmenter progressivement la dose. Le buveur incorrigible, l'ivrogne de profession se contente habituellement d'une certaine ration d'alcool qui suffit à ses besoins pendant de longues années. Le morphinomane, au contraire, ne tarde pas à s'apervoir que la dose primitive ne suffit plus pour produire l'ivresse, le calme et le bien-être ; il s'injecte donc des quantités toujours croissantes de morphine et, parti de quelques centigrammes à peine, il arrive, dans les cas excessifs, à prendre 2 ou 3 grammes de poison.

Cette augmentation progressive de la quantité

de morphine ingérée a pour conséquence immédiate et nécessaire une augmentation progressive de la cachexie. Le morphinomane vieillit, maigrit ; ses traits s'altèrent, son appétit finit par s'éteindre et ses forces diminuent de jour en jour. A cette progression incessante, il n'y a qu'un terme : c'est la mort. Cependant la durée de l'évolution morbide varie considérablement selon les individus ; plus d'un morphinomane a vécu pendant de longues années, jouissant en apparence d'une santé régulière ; mais enfin le jour de la liquidation arrive et il faut en finir.

Le plus souvent les malades s'éteignent dans le marasme le plus complet, dans un profond état de cachexie morale et physique. D'autres fois, c'est une affection intercurrente qui vient frapper la vie dans ses racines, et qui triomphe d'autant plus facilement de sa victime que depuis longtemps elle était affaiblie et minée par l'usage du poison.

Les morphinomanes marchent souvent à la phtisie pulmonaire ; leurs tissus constituent un terrain favorable au développement de cette maladie. Le diabète et l'albuminerie en emportent plusieurs.

Enfin il n'est pas rare de voir un morphino-

mane tomber brusquement, frappé de mort subite
par arrêt du cœur. Il est aussi des sujets qui succombent aux effets d'une dose exagérée, qu'ils
ont prise soit par inadvertance, soit volontairement.

Passons maintenant aux convertis, aux morphinomanes qui veulent absolument guérir. Ils
parviennent toujours ou presque toujours à supprimer momentanément leur abus. Toute la
question est donc dans la récidive.

Les sujets les plus exposés à ces fâcheuses rechutes sont : 1° les alcooliques ; 2° les vieillards ;
3° les gens exposés aux fatigues exagérées, au
surmenage physique ou moral ; 4° les sujets habitués à des doses massives ; 5° les malades qui
dans le principe ont cherché à calmer des douleurs physiques par l'usage de la morphine,
usage qui a bientôt dégénéré en abus. Chez les
névralgiques exposés à d'atroces élancements,
chez les ataxiques tourmentés par les douleurs
fulgurantes, la privation de morphine laisse reparaître les crises, et le sujet est tenté presque
invinciblement de recommencer les piqûres.

Ajoutons enfin que les pharmaciens et les
médecins, suivant une remarque très juste de
Levinstein, sont plus exposés que les autres à
retomber dans leur vice. Ils ont constamment la

morphine à leur disposition, et dès qu'ils éprouvent une tentation ils peuvent la satisfaire. Cette tentation est parfois irrésistible chez un ancien morphinomane qui, dans l'exercice de sa profession, se voit appelé à faire des piqûres de morphine à ses clients. C'est un ivrogne qui verse à boire à ses amis. Il éprouve alors un désir presque irrésistible d'en user pour son propre compte.

Puisque les rechutes sont si fréquentes et si faciles, il faut une abstinence longtemps prolongée pour que le malade ait le droit de se croire définitivement guéri. Le terme d'une année, fixé par Levinstein, est peut-être trop élevé; nous nous contenterons de dire qu'il faut une sagesse de plusieurs mois pour se croire hors de danger, et même alors une injection peut tout remettre en question; car dès que le morphinomane s'est piqué de nouveau, il éprouve une irrésistible tentation à pratiquer une deuxième, puis une troisième piqûre.

Voilà pourquoi les sujets qui ont réduit d'une façon notable la dose du poison, quoique sensiblement améliorés, ne doivent point se croire guéris, lors même qu'ils n'en prendraient que deux ou trois milligrammes par jour.

Il est intéressant de remarquer que l'état des

récidivistes, comme le fait observer Levinstein, est beaucoup moins agréable que celui des habitués. Après un long intervalle d'abstinence, les piqûres de morphine produisent moins de soulagement, et n'amènent plus l'ancien état de béatitude. Le malade éprouve des troubles digestifs plus accentués, du malaise, de l'insomnie, de l'abattement, et la cachexie arrive plus vite.

QUATRIÈME LEÇON

TRAITEMENT

Messieurs,

Nous allons maintenant étudier les moyens de traitement que l'expérience nous permet de recommander. Il existe deux grands systèmes, celui de la suppression brusque et celui de la diminution graduelle.

La suppression brusque, recommandée par Levinstein et pratiquée par un grand nombre d'autres médecins, présente en sa faveur un immense avantage; elle fait souffrir beaucoup moins longtemps le malade. Une fois la crise passée, une fois la frontière traversée, le sujet n'éprouve plus les *angoisses* et la *dipsomanie* morphiniques; il ne sent plus cette douloureuse sensation d'anéantissement et de lipothymie qui lui fait si ardemment désirer une injection nouvelle. Mais, d'un autre côté, l'on s'expose, par la suppression brusque, à tous les accidents graves que nous avons précédemment signalés. Le malade peut être pris de *delirium tremens*, il peut être atteint de manie aiguë, il peut enfin, et c'est le danger le plus grave, tomber dans le collapsus qui, comme je vous l'ai fait observer, est quelquefois suivi de mort.

Il est donc à peu près impossible de pratiquer la suppression brusque en dehors d'un asile ou d'une maison de santé. En effet, il est indispensable de mettre à la portée du malade, pendant la durée de ce traitement, des secours immédiats. Il est indispensable, dans certains cas graves, de pratiquer une injection hypodermique, qui fait disparaître tous les accidents; mais il est impossible de le laisser juge de l'opportunité de cette piqûre : on comprend facilement pourquoi. Enfin, la maison de santé est presque absolument nécessaire pour préserver le malade contre les tentations violentes qu'il éprouve pendant les premiers jours de la suppression. Il est peu, je dirai plus, il n'est point de volontés assez fermes pour résister à de telles angoisses, et malgré les meilleures intentions du monde, les malades succombent presque toujours à la tentation. Sans doute, en attachant à la personne du morphinomane un médecin qui ne le quitte jamais, on peut obvier à ces inconvénients;

mais en dehors de l'asile ou de la maison de santé, le médecin n'a presque jamais l'autorité nécessaire pour se faire obéir, comme le savent, par une triste expérience, tous ceux qui ont tenté d'arracher un malade à ses habitudes, sans lui infliger les désagréments d'une séquestration forcée.

La suppression graduelle est un mode de traitement plus facile à employer; c'est même le seul traitement qu'il soit possible d'essayer à domicile, et en dehors des établissements spéciaux. Il faut d'abord s'entourer de toutes les précautions nécessaires pour s'assurer que le malade ne trompe pas la surveillance organisée autour de lui; il faut ensuite établir une échelle régulière de réductions successives. On peut diminuer la dose journalière d'un centigramme ou d'un demi-centigramme, ou de moins encore, mais à la condition de suivre impitoyablement une progression régulièrement décroissante, une fois que le traitement est commencé.

On sait que les morphinomanes privés de leur stimulant habituel reviennent à l'état normal après une lutte plus ou moins pénible et plus ou moins prolongée. Nous laissons de côté les névralgiques et les vicieux : mais pour ceux qui n'ont aucun motif sérieux pour se livrer aux influences de la morphine, le problème à résoudre consiste à supprimer le stimulant d'habitude et à le remplacer, au moment du besoin, par un médicament capable de réveiller l'activité de la circulation, et de rendre aux tissus vivants leur aliment indispensable.

On a préconisé comme succédanés de la mor·phine un grand nombre de médicaments divers. L'alcool, le café, la paraldéhyde, la cocaïne (1), l'apomorphine, le chloral, la vanilline, la pilocarpine et bien d'autres substances médicamenteuses et toxiques ont été successivement mises en avant. Mais la plupart de ces médicaments se trouvent être non seulement insuffisants, mais encore nuisibles. Ils produisent des troubles qui leur sont particuliers et qui viennent souvent se surajouter aux inconvénients de la morphine, sans les atténuer en aucune mesure.

Nous avons pensé qu'il serait préférable de s'adresser aux toniques du cœur et de relever l'action de cet organe aux moments où il commence à défaillir. Dans ce but, nous nous sommes adressés au sulfate de spartéine, qui remplit la plupart des conditions voulues et qui peut très

---

(1) La cocaïne surtout produit des effets déplorables, elle ne sert qu'à créer la *morphino-cocaïnomanie*, affection incontestablement plus grave. Nous sommes d'accord avec Erlenmeyer pour proscrire absolument l'emploi de cet alcaloïde.

facilement s'administrer par voie d'injections hypodermiques. Nous guettons le moment de la défaillance, indiquée à la fois par le plateau du tracé sphygmographique, et par les sensations du malade. A ce moment, nous administrons une piqûre de deux à quatre centigrammes, pouvant être répétée au besoin, et nous voyons au bout de quelque minutes le pouls se relever et le malaise disparaître. Suivant l'expression des malades, ce médicament leur donne du cœur. Ils expriment ainsi dans un langage familier une vérité physiologique, dont le sphygmographe (1) vient confirmer par son témoignage l'exactitude absolue (2).

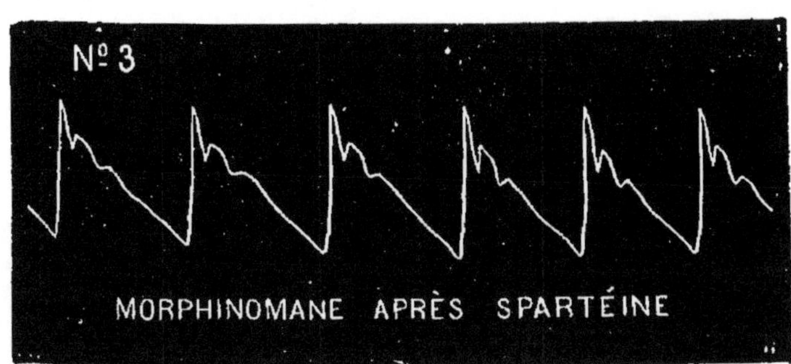

Le traitement de la morphinomanie consisterait donc :

(1) Nous devons faire observer que nos tracés ont été pris avec le sphygmographe anglais de Dudgeon, qui donne des courbes qui ne sont point comparables à celles du sphygmographe de Marey.

(2) Pour les tracés de morphinomane en état de besoin et après piqûre, voir page 46 et 47.

1° A placer le malade dans des conditions telles que la surveillance indispensable du médecin puisse s'exercer à chaque instant;

2° A supprimer plus ou moins rapidement l'usage de la morphine;

3° A relever l'action du cœur au moment opportun par une injection de spartéine à laquelle on joindrait, en cas de besoin, une injection de morphine, si les accidents devenaient par trop menaçants. Il ne faut pas oublier, en effet, que le collapsus peut se terminer par la mort et que l'emploi de la morphine le fait immédiatement disparaître.

Un autre médicament, déjà connu dans le traitement de l'angine de poitrine et des affections cardiaques, peut apporter au malade un soulagement momentané.

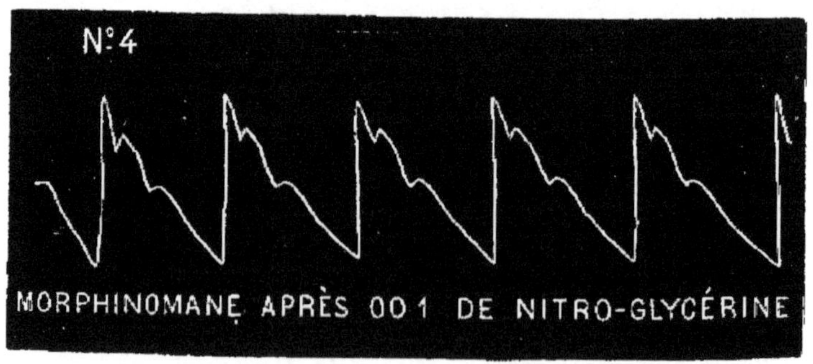

Nous voulons parler de la nitro-glycérine, administrée sous forme de quelques gouttes déposées sur la langue. Ses effets, très analogues à ceux de la spartéine au point de vue qui nous occupe, sont en même temps beaucoup plus rapides et beaucoup plus éphémères. Les effets de la nitro-glycérine se font sentir au bout de quelques secondes ; ils ont disparu au bout d'un quart d'heure environ, laissant derrière eux une céphalalgie assez persistante. On pourrait donc utiliser ce médicament dans les cas légers, où un soulagement rapide mais peu durable est suffisant pour parer aux besoins de la cause (1).

Ce traitement, dont nous avons souvent expérimenté les bons effets, est appréciable surtout à la période où le morphinomane, privé de son poison d'habitude, traverse une période d'angoisse qui fait souvent reculer les courages les plus déterminés.

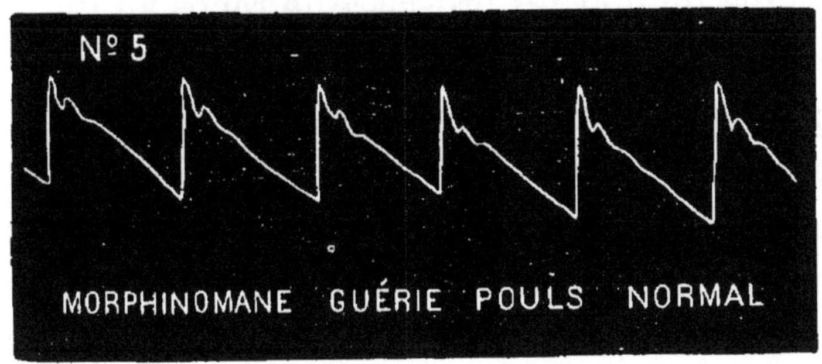

Au bout de quelques semaines l'épreuve est terminée : le morphinomane ne souffre plus des

(1) Il est indispensable de déposer la nitro-glycérine *sur la langue*. Il se produit ainsi un réflexe spécial.

privations qui lui sont imposées, et s'il n'est pas encore guéri, il est du moins sorti de la captivité où le retenait un impérieux besoin.

Dès lors la tâche du médecin est relativement facile, et l'emploi des toniques du cœur devient une question accessoire. Il s'agit maintenant de fortifier la constitution dans son ensemble, et de garantir le malade contre ses propres égarements par une surveillance rigoureuse et prolongée.

En outre, il est absolument indiqué d'administrer au malade des adjuvants pendant la période douloureuse où il se déshabitue peu à peu de son stimulant ordinaire.

Il lui faut d'abord, et avant tout, un régime tonique et succulent, et pendant les premiers temps on doit lui prescrire le repos au lit, quitte à lui faire prendre un peu d'exercice à une époque ultérieure, lorsque les premières difficultés ont été surmontées. On peut ensuite le soutenir par des moyens fort variés. Je ne désapprouve nullement les alcooliques à dose modérée ; mais il faut avoir soin d'éviter le cumul, car plus d'un morphinomane est enchanté de s'alcooliser, à la condition de continuer en secret ses pratiques clandestines ; et loin d'avoir substitué un habitude à une autre, on a tout simplement doublé le vice du sujet, qui, tout en continuant d'être

morphinomane, devient un ivrogne·de profession.

Le proverbe italien, « *un diavolo caccia l'altro* »,
un diable en chasse un autre, n'est pas applica-
ble ici, car l'expérience nous apprend que souvent on voit deux diables cohabiter chez le même
individu et se prêter un mutuel appui. Donc il
ne faut conseiller l'usage des alcools qu'aux sujets placés dans un établissement où l'on peut en
surveiller l'emploi, et en régulariser les doses.

A côté des alcooliques se place le café, dont
Zambaco recommande l'emploi, et qui combat
certainement la plupart des accidents les plus
pénibles que détermine la suppression.

Les injections hypodermiques de caféine peuvent être substituées aux injections de morphine
avec d'assez grands avantages. Elles ont surtout
le mérite de calmer les névralgies, qui ont été si
souvent le point de départ de la morphinomanie.

Enfin l'hydrothérapie peut rendre de grands
services chez les sujets qui ont conservé une vigueur suffisante pour en supporter les pratiques.

Les sédatifs sont également indiqués dans un
grand nombre de cas, d'autant plus que l'insomnie est une des conséquences les plus directes de
la suppression de la morphine. Nous accordons
la première place aux bromures alcalins, mais

souvent leur action est infidèle ; on peut alors recourir au chloral, administré soit par la bouche, soit en lavements, à la dose de 3 ou 4 grammes par jour. Mais il faut savoir que pendant les premiers temps, ce médicament ne fera pas dormir le sujet ; ce n'est que plus tard que son influence peut se faire sentir.

Dans ces derniers temps, on a préconisé (C. Paul) la paraldéhyde à la dose de 2 à 3 grammes contre l'insomnie, et même comme moyen curatif de la morphinomanie.

Contre les douleurs autrefois amorties par la morphine, et qui se réveillent après sa suppression, on peut prescrire la belladone, le *gelsemium sempervirens* et même l'extrait thébaïque, qui, pris par la bouche, constitue un sédatif très différent par ses effets de la morphine. On a quelquefois aussi conseillé la codéine et le lactucarium. Enfin la valériane sous ses diverses formes pharmaceutiques peut calmer l'excitation générale.

Les bains, et surtout les bains prolongés, seront chez quelques sujets d'un effet utile. Contre l'insomnie on peut utiliser les bains sinapisés (2 kilogrammes de farine de moutarde dans un bain demi-tiède), en ayant soin de garantir les parties génitales contre le contact de l'agent

irritant. On y laisse le malade pendant dix minutes environ.

Les bains d'air comprimé ou décomprimé peuvent, dans certains cas, rendre des services importants.

Le massage aussi nous a donné de bons résultats.

Mais, ce qui est plus sérieux encore, c'est le
calme moral qui doit environner le malade. Il
faut le plonger dans une atmosphère de tranquil-
lité d'où les soucis, les chagrins, les discussions
pénibles seront également bannis ; il faut enfin organiser autour de lui la plus rigoureuse
surveillance.

Mais, il faut bien l'avouer, le plus efficace de
tous les remèdes est ici la maison de santé ; et
les effets utiles de la séquestration sont démon-
trés par la guérison brutale de certains morphinomanes qui, jetés en prison, ont dû renoncer,
malgré leurs protestations, à leur vice d'habitude.

En définitive, Messieurs, la morphinomanie
est une affection curable ; elle est plus curable
que la dipsomanie, mais elle n'en est pas moins
une ennemie assez redoutable pour exiger tous
nos efforts lorsqu'il s'agit de la combattre. Il faut
s'armer contre elle de tous les moyens que nous

fournit la science et ne jamais lui faire la moindre concession, car le morphinomane qui discute
avec son médecin et qui marchande, pour ainsi
dire, la dose journalière, est un homme absolument perdu et qui ne guérira jamais, si l'on
ne fait pas appel à la force pour le con-
traindre.

N'oublions pas, d'ailleurs, que l'hypocrisie
habituelle de ces sujets est une source d'erreurs
continuelles. Tel malade qui passe pour guéri,
continue secrètement ses pratiques. Une surveillance des plus rigoureuses est donc indispensable.

Ajoutons ici que le médecin doit s'imposer
désormais la plus grande réserve dans l'emploi
des injections hypodermiques. Il est si facile de
créer la morphinomanie, il est si difficile de la
combattre une fois créée, que l'on doit véritablement en réserver l'usage pour les cas où ce
traitement est indispensable. Nous ne refuserons
point la morphine aux ataxiques criblés de
douleurs fulgurantes, aux dyspnéiques qui de-
mandent un soulagement à leurs angoisses, aux
névralgiques dont les douleurs ont pris une
acuité insupportable. Mais nous refuserons impitoyablement ces injections aux hystériques, aux
hypocondriaques, aux névropathies de toutes
espèces, qui en réclament perpétuellement l'em-

ploi, sans en avoir réellement besoin. Nous éviterons surtout de laisser au malade le soin de se pratiquer lui-même des piqûres et les moyens de le faire. C'est au médecin seul qu'il appartient de faire cette opération quand elle est nécessaire.

Enfin nous proscrirons, je ne dirai point l'usage, mais l'abus de la morphine chez les aliénés. On a poussé l'emploi de ce traitement, dont les avantages sont d'ailleurs assez médiocres, à des excès qui peuvent non seulement compromettre la santé, mais encore la vie des malades, et qui ont quelquefois provoqué la mort subite.

L'expérience m'a conduit à adopter un mode de traitement qui résume ces diverses indications.

Pour éviter la multiplicité des injections, dont il faut d'ailleurs constamment varier les doses, je formule des solutions d'après le mode suivant :

SOLUTION N° 1

Chlorhydrate de morphine....   2 gr.
Sulfate de spartéine.........   1 gr.
Eau distillée................   100 gr.

On pratique d'abord cinq injections de cette

solution par jour, ce qui fait dix centigrammes de morphine par 24 heures ; on arrive successivement à 4, puis à 3 injections. On passe ensuite à la solution n° 2 :

SOLUTION N° 2

Chlorhydrate de morphine.....   1 gr.
Sulfate de spartéine..........   2 gr.
Eau distillée.................   100 gr.

F. s. a.

On donne progressivement de 5 injections à 1 injection par jour; on passe ensuite à la solution n° 3, qui correspond à la suppression totale de la morphine.

SOLUTION N° 3

Sulfate de spartéine..........   3 gr.
Eau.........................   100 gr.

F. s. a.

Comme pour les solutions précédentes, on descend progressivement de 5 injections à 1 injection par jour.

Lorsque le malade est déshabitué de la spartéine aussi bien que de la morphine, il peut être considéré comme guéri, mais doit rester en surveillance pendant longtemps.

Pour faire rapidement tomber la dose initiale de morphine, nous administrons le laudanum de Sydenham à la dose de 20 gouttes pour un centigramme de morphine : le sujet prend alors simultanément de la morphine par voie hypodermique, et du landanum par la bouche.

C'est plus facile de réduire la dose du laudanum, en raison même de ses inconvénients qui deviennent ici des qualités.

Le laudanum est nauséabond, il supprime l'appétit, trouble les fonctions digestives et ne procure pas au malade le sentiment de satisfaction que donne la morphine. C'est pourquoi le malade y renonce plus facilement ; c'est pourtant un ennemi, dont il faut se débarrasser aussi par la réduction graduelle.

L'usage du laudanum ne doit donc jamais être permis pendant longtemps, de crainte de créer une nouvelle habitude vicieuse.

L'observation suivante est un exemple de succès obtenu par ce mode de traitement :

T..., âgé de 25 ans, étudiant en médecine, entre le 11 avril 1888 dans mon service à l'hôpital Laënnec, pour se traiter et se guérir d'une morphinomanie remontant au mois de novembre 1885.

La mort de son père avait été la cause indirecte de sa passion pour la morphine. Très affecté par ce malheur, il chercha des consolations et des soulagements à sa douleur dans l'usage de ce poison : il arriva très vite à des doses élevées, grâce à l'exemple d'un de ses amis également morphinomane.

En février 1888, il était arrivé à une dose moyenne d'un gramme 50 par jour. La dose maximum avait été 2 grammes et la dose minimum 1 gramme.

Il avait fait plusieurs tentatives de traitement, mais toutes furent vaines.

Il a contracté des habitudes alcooliques en essayant de substituer l'alcool à la morphine.

Il a commis des excès de toutes sortes et fut atteint de syphilis en 1887. Il a eu des accidents secondaires : plaques muqueuses, roséole, céphalalgies, ganglions occipitaux et inguinaux, etc...

Ayant pris enfin la ferme résolution de se guérir, il fut transféré sur sa demande de Laënnec à Sainte-Anne le 12 avril 1888.

Le 13 avril, on commence le traitement par la suppression graduelle. Il fut privé d'abord de 0,30 centigrammes, puis la diminution fut d'un centigramme chaque jour.

Le 11 avril, il était arrivé à son dernier centigramme. Il y resta à ce point jusqu'à ce qu'il fût remis d'une diarrhée assez intense et d'une hypothermie légère.

Vomissements, douleurs vives, surtout dans les tibias.

Au moment où il en était à dix centigrammes de morphine, on remplaça chaque centigramme de morphine, supprimé par un centigramme de sulfate de spartéine.

Je dois ajouter que pendant cette période le traitement antisyphilitique fut suspendu.

Le 13 avril, il reçut son dernier centigramme de morphine. L'état de besoin, qui dura six jours, fut caractérisé par des sueurs profuses, une diarrhée abondante (quinze à vingt selles liquides dans les 24 heures). Douleurs violentes dans le ventre et les articulations. Plaintes, gémissements, supplications réitérées pour avoir des piqûres, dès qu'on approchait de son lit. Le septième jour seulement il demeura tranquille et ne fit plus de réclamations.

Outre le sulfate de spartéine, on lui administra des lavements de bromure de potassium et de chloral, et une petite dose de laudanum de Sydenham, bientôt supprimée. La spartéine, qui avait donc été donnée en dose progressivement croissantes puis décroissantes, fut cessée le 22 avril. Ce médicament n'a pas été donné à fortes doses, parce que les symptômes cardiaques n'ont pas été aigus.

Voici d'ailleurs un tableau comparatif des quantités de morphine et de spartéine données chaque jour :

TRAITEMENT DU MALADE T...

PIQURES DE MORPHINE

		MATIN	MIDI	SOIR
MARS	12	0.10	0.10	0.10
—	13	0.10	0.08	0.10
—	14	0.08	0.08	0.10
—	15	0.08	0.08	0.08
—	16	0.08	0.06	0.08
—	17	0.07	0.06	0.07
—	18	0.06	0.06	0.07
—	19	0.06	0.06	0.06
—	20	0.06	0.05	0.06
—	21	0.05	0.05	0.06
—	22	0.05	0.05	0.05
—	23	0.05	0 04	0.05
—	24	0.04	0.04	0.05
—	25	0.04	0.04	0.04
—	26	0.04	0.03	0.04
—	27	0.03	0.03	0.04

PIQURES DE MORPHINE ET DE SPARTÉINE

		MATIN		MIDI		SOIR	
		Morphine	Spartéine	Morphine	Spartéine	Morphine	Spartéine
Mars	28	0.03	0.03	0.03	0 03	0.03	0.03
—	29	0.03	0.03	0.02	0.02	0.03	0.03
—	30	0.02	0.02	0.02	0.02	0.03	0.03
—	31	0.02	0.02	0.02	0.02	0.02	0.02
Avril	1er	0.02	0.02	0.01	0.02	0.02	0.02
—	2	0.015	0.02	0.01	0.02	0.015	0.02
—	3	0.01	0.02	0.01	0.02	0.01	0.02
—	4	0.005	0.02	0.005	0.02	0.01	0.02
—	5	0.005	0.02	0.005	0.02	0.01	0.02
—	6	0.005	0.02	0.005	0.03	0.01	0.02
—	7	0.005	0.02	0.005	0.02	0.01	0.02
—	8	0.005	0.02	0.005	0.02	0.01	0.02
—	9	0.005	0.02	»	0.02	0.01	0.02
—	10	0.005	0.02	»	0.02	0.005	0.02
—	11	0.005	0.02	»	0.02	0.005	0.02
—	12	»	0.04	»	0.02	0.005	0.04
—	13	»	0.04	»	0.04	0.005	0.04
—	14	»	0.06	»	0.04	»	0.06
—	15	»	0.06	»	0.04	»	0.06
—	16	»	0.06	»	0.06	»	0.06
—	17	»	0.06	»	0.04	»	0.06
—	18	»	0.04	»	0.04	»	0.04
—	19	»	0.04	»	0.03	»	0.04
—	20	»	0.03	»	»	»	0.02
—	21	»	0.02	»		»	0.02
—	22	»	0.01			»	0.01

Le malade, qui est complètement guéri, ne sera cependant rendu à la liberté que dans quelques jours (1).

(1) Après une surveillance de quelques semaines, M. T... a quitté l'asile Sainte-Anne.

CINQUIÈME LEÇON

ANATOMIE PATHOLOGIQUE

Messieurs,

Les travaux qui depuis un quart de siècle ont
été consacrés à l'étude de la morphinomanie,
nous ont apporté la connaissance presque complète des troubles qui caractérisent cet état morbide chez le sujet vivant. Mais, par contre, il est
certain que l'étude des lésions anatomiques n'a
point donné jusqu'à présent de résultats satisfai-
sants.

Les autopsies de morphinomanes sont relativement peu communes, et l'on peut dire que,
jusqu'à présent, aucune donnée fondamentale,
aucun fait vraiment caractéristique n'a été mis en
lumière. On a signalé surtout l'état graisseux du

cœur ; on a signalé la phtisie morphinique et la fréquence des lésions pulmonaires soit aiguës, soit chroniques ; on a signalé les gangrènes des membres et les abcès profonds ; on a signalé la carie dentaire , on a signalé l'œdème cérébral, qui existe incontestablement, mais qui peut être considéré comme une lésion banale dans les affections du système nerveux. Mais la très grande majorité des observateurs n'ont point constaté la présence de la morphine dans les viscères après la mort.

Un événement malheureux, qui vient de se produire dans mon service, m'a fourni l'occasion d'étudier cette partie encore assez obscure de la question (1).

Il y a dix ans, je recevais dans mon service, à l'hôpital Saint-Antoine, une jeune hystérique âgée de seize ans.

Parmi les accidents multiples dont elle avait à souffrir, l'un des plus pénibles était une fissure à l'anus, qui lui causait de très vives douleurs.

Transférée dans un service de chirurgie pour y subir un traitement devenu nécessaire, elle fut soumise à des injections hypodermiques de morphine ; et lorsqu'elle revint, guérie des suites

(1) *Bulletin de l'Académie de médecine,* 18 octobre 1887.

de l'opération, dans un service de médecine, elle avait contracté les habitudes qui l'ont tyrannisée pendant tout le reste de sa vie. Elle prenait alors par la voie hypodermique une dose journalière de 8 centigrammes de chlorhydrate de morphine ; et le bien-être qui résultait de ces pratiques en avait rendu la continuation inévitable.

Je croyais devoir rapporter à cette époque l'origine de ses habitudes ; j'ai appris plus tard qu'il fallait les ramener à une date beaucoup plus éloignée dans le passé, et que, selon toute probabilité, elle était morphinomane dès l'âge de douze ans.

Quoi qu'il en soit, soumise à des injections de morphine à dose élevée, elle a vu disparaître la plupart des symptômes qui caractérisent sa maladie nerveuse.

Elle présentait, en effet, des accidents convulsifs, qui ont complètement cessé. Elle offrait une anesthésie complète du tégument externe, qui a également disparu. Elle éprouvait des douleurs vives dans les ovaires, ainsi que dans l'appareil génital, qui ont également cédé à l'emploi de la morphine.

Enfin, elle était profondément gastralgique et dyspeptique, et sous l'influence de la morphine les fonctions digestives ont repris leur état normal.

Elle pouvait donc avoir l'illusion d'une santé parfaite, d'autant plus que ses forces musculaires étaient considérables ; elle en a donné la preuve en faisant le voyage de Bruxelles à Paris, et, plus tard, celui de Paris à Bordeaux.

Mais à la longue, les effets habituels de la morphine se sont manifestés. Il a fallu sans cesse en augmenter les doses, et dans les derniers temps elle était arrivée à en prendre 2 grammes par jour. Non seulement sa santé se trouvait considérablement ébranlée, mais la situation précaire dans laquelle elle vivait depuis longtemps, ne lui permettait guère de supporter une dépense aussi considérable.

Elle est donc entrée volontairement à la Clinique de Sainte-Anne, dans le but de se corriger. Elle prenait à ce moment (le 20 mai 1887), 1 gramme de chlorhydrate de morphine par jour.

Nous l'avons immédiatement placée sous une surveillance rigoureuse, autant pour empêcher l'ingestion clandestine du poison d'habitude que pour lui faire immédiatement porter les secours que pouvait nécessiter son état.

Certains troubles cérébraux ont aussi contribué à rendre son placement nécessaire. Il y avait eu, en effet, deux tentatives de suicide.

Selon le désir de la malade, on a d'abord tenté la suppression immédiate et complète. Mais au troisième jour, on vit brusquement se produire tous les accidents du collapsus : refroidissement des extrémités, affaiblissement du pouls, sueurs profuses, diarrhée et vomissements. La température était tombée à 36°5 ; les battements du cœur, quoique très faibles, étaient encore perceptibles, mais les mouvements respiratoires avaient cessé.

Une piqûre de morphine fut aussitôt pratiquée, et au bout de deux minutes la crise était conjurée.

A partir de ce moment (29 mai) on eut recours à la suppression progressive et graduée. La dose journalière, fixée d'abord à 30 centigrammes, fut diminuée d'un centigramme par jour.

Pour combattre l'insomnie et l'agitation, on administra des lavements de bromure de potassium et de chloral à la dose de 1 gramme. Enfin, les tracés sphygmographiques ayant accusé à l'époque de son entrée la courbe spéciale sur laquelle l'attention a déjà été attirée, on prescrivit le sulfate de spartéine à la dose de 20 centigrammes par jour.

Le traitement a duré quarante-deux jours. La malade paraissait jouir pendant cet espace de temps d'une santé régulière. Elle a eu cependant quelques attaques d'hystérie. Mais les faits les plus importants à noter sont, d'abord : le besoin de morphine revenant par accès et toujours accompagné d'angoisse, d'inquiétude, de tristesse morale; aussi, plus d'une fois, nous avons dû revenir sur nos pas et céder provisoirement aux désirs de la malade en augmentant de nouveau la dose; ensuite, une tendance syncopale qui s'est manifestée deux fois et qui a été immédiatement arrêtée par de nouvelles injections ; enfin, une tentative de suicide aussitôt déjouée et qui avait pour cause le malaise physique et moral éprouvé par notre morphinomane.

Le 10 juillet, la suppression était complète. La malade était dans un état satisfaisant en apparence. Les injections de sulfate de spartéine avaient été discontinuées, et le pouls, à ce moment, était normal.

Pendant douze jours, la santé n'a été troublée que par quelques malaises digestifs et quelques accidents hystériques.

La veille de sa mort, elle a passé une très bonne journée ; elle était gaie, elle chantait, se promenait dans le jardin et causait avec ses voisines.

Le 23 au matin, elle se lève à cinq heures et, après s'être habillée toute seule, elle déjeune de fort bon appétit et va se promener au jardin. Vers neuf heures et demie, elle rentre et demande à la surveillante la permission de se recoucher, se plaignant d'avoir un peu froid.

Quelques instants plus tard, les voisines entendent un gémissement étouffé et sont frappées par l'expression sinistre de la physionomie de la malade. On appelle immédiatement le surveillant qui la trouve en état de collapsus, la face pâle, les lèvres cyanosées, les yeux saillants, la bouche largement entr'ouverte, et en proie à une dyspnée effroyable. Aussitôt de nombreuses piqûres de morphine furent pratiquées, et l'interne du service, M. le Dr Klein, fut appelé ; mais lorsque ce jeune médecin arriva auprès de la malade, la vie avait complètement cessé.

L'autopsie d'une femme jeune, vigoureuse, et qui n'avait jamais eu d'enfants, ne devait pas naturellement offrir de nombreuses lésions. La plupart des organes étaient à l'état sain.

Le cœur ne présentait aucune lésion des orifices, aucune dilatation des ventricules ; mais il offrait une surcharge graisseuse très considérable. Le myocarde était d'une teinte pâle, et l'examen histologique a montré un commencement d'altération graisseuse de ses fibres, mais cette lésion était encore très peu prononcée.

L'aorte, d'ailleurs saine, offrait un diamètre peu considérable à son origine (0,019 ^{mm}).

L'examen microscopique des centres nerveux (cerveau, bulbe, moelle épinière) n'a révélé aucune altération des éléments histologiques. Tout au plus avons-nous constaté un léger degré de congestion du bulbe, et surtout de la 'pie-mère dont il est revêtu. Point d'épanchements séreux, point de foyers hémorragiques.

Il existait un œdème prononcé du cerveau.

Les reins et le foie présentaient leurs caractères normaux, mais quelques cellules hépatiques avaient subi un commencement de dégénérescence graisseuse.

L'état graisseux du cœur et l'œdème cérébral, déjà signalés chez les morphinomanes, sont donc les seules lésions de quelque importance que nous ait révélée l'autopsie. Mais ces altérations n'avaient pas atteint un degré suffisant pour expliquer à elle seule la mort.

L'examen physique nous a révélé un fait beaucoup plus intéressant ; nous voulons parler de la présence de la morphine dans les organes. Nous en avons trouvé des traces non douteuses dans les centres nerveux, dans la rate et dans les reins ; mais c'est surtout dans le foie que l'agent toxique paraît s'être accumulé. En effet, nous avons obtenu, en traitant ce viscère par l'eau et par l'alcool, un liquide qui présentait de la manière la plus nette toutes les réactions de la morphine.

S'il s'était agi d'une expertise médico-légale, nous aurions dû recueillir la morphine en nature pour en affirmer la présence.

Mais ce qui est au moins absolument démontré, c'est qu'il existait dans le foie une substance offrant les réactions caractéristiques de cet alcaloïde, et nous croyons être autorisé à conclure, en présence de tous les faits de la cause, que les organes en renfermaient encore une quantité appréciable (0,46^c environ).

Pour constater la présence de la morphine, nous avons pris un gros fragment du foie, et après l'avoir pilé dans un mortier, nous l'avons traité successivement par l'eau distillée et par l'alcool. Après avoir ainsi épuisé la matière, une partie du liquide a été distillée en s'assurant, au moyen des réactifs, que la morphine ne passait pas à la distillation, puis la portion restante a été réduite à consistance sirupeuse évaporée à l'étuve à une très basse température. Une fois l'évaporation terminée, le résidu a été repris par l'alcool absolu. Ce liquide décoloré, passé au filtre, évaporé de nouveau, a été repris par l'eau et

nous avons pu constater qu'il existait de la morphine, par les réactions suivantes :

Le réactif de Bouchardat — iodure de potassium ioduré — nous a donné un 'précipité blanc
légèrement jaunâtre.

Le réactif de Marmé — iodure double de cad-
mium et potassium —a donné un précipité blanc
floconneux.

Le réactif de Nessler — iodure double de
mercure et de potassium — a donné un précipité
banc jaunâtre.

Le réactif de Frohde (dissolution de 1 déci-
gramme de molybdate de soude dans 100 centi-
mètres cubes d'acide sulfurique) nous a donné
une coloration violette.

Le perchlorure d'or a donné un précipité jaune
qui a bleui ensuite et a viré au violet.

En mettant notre solution en contact avec une
solution faible d'acide iodique, il y a eu décom-
position et mise en liberté d'une certaine quantité d'iode, ce que nous avons pu constater par
le papier d'amidon.

Enfin, le perchlorure de fer a donné la réaction violette caractéristique avec une très grande
intensité.

Ces deux dernières réactions nous semblent
démontrer, de la manière la plus évidente, la

présence de la morphine dans le liquide analysé.

Ces recherches ont été faites par mon chef de laboratoire, M. le Dr Bellangé.

Pour compléter, Messieurs, l'étude de l'anatomie pathologique de la morphinomanie, qui n'est que peu connue, j'ajouterai que, outre les lésions dont j'ai parlé dans le cours de cette conférence, on n'a guère signalé que des lésions de la peau ; de l'œdème cérébral et de l'anémie cérébrale (Fiedler et Levinstein) ; de la dégénérescence du muscle cardiaque constatée deux fois par Birsch-Hirschfeld ; de l'hypertrophie du ventricule gauche avec dilatalion notable du cœur droit et de l'artère pulmonaire (Schweninger) ; de l'hyperhémiestasique des différents organes avec augmentation de la secrétion intestinale et bronchique ; de la tuberculose et de la gangrène pulmonaire. Mais ce qu'on n'avait pas signalé et ce que je tiens à vous faire remarquer, c'est qu'après treize jours d'abstinence complète, il existait encore de la morphine dans les viscères.

Il paraît établi, d'après notre observation, que ce poison peut quelquefois, sinon toujours, séjourner longtemps dans les tissus après avoir pénétré dans l'économie, et la présence de ce poison dans les organes pourrait expliquer, par une sorte d'auto-intoxication, les accidents tardifs qui s'observent quelquefois chez les morphinomanes, longtemps après la cessation de l'abus. On a vu, en effet, des malades succomber en état de collapsus, plusieurs jours après une guérison apparente. On pourrait expliquer de la même manière le retour de certains symptômes qui sont également produits par l'abus de la morphine et par l'abstinence.

En dehors de toute hypothèse, il résulte au moins de ces faits une conséquence pratique : c'est que les toniques du cœur jouent un rôle des plus importants dans le traitement de la morphinomanie et qu'il est absolument indispensable d'administrer, soit la spartéine, soit un autre médicament cardiaque, non seulement pendant la durée de la suppression graduelle, mais longtemps après la suppression totale. En effet, le malade, au moment où il a cessé de pratiquer des injections, n'est pas encore guéri, non seulement parce qu'il peut facilement retourner dans son vice habituel, mais encore parce qu'il peut ne pas avoir complètement éliminé le poison et qu'il est exposé à des surprises, qui peuvent aboutir quelquefois à une issue fatale. Il faut donc, pendant toute la durée de la convalescence, soutenir par des moyens appropriés l'énergie défaillante du cœur.

Enfin, les faits tels que celui qui vient d'être rapporté démontrent jusqu'à l'évidence les dangers de suppression brusque. Car si la suppression graduelle peut elle-même exposer le malade à des dangers sérieux, à plus forte raison faut-il redouter la méthode brutale autrefois préconisée.

En somme, il vaut mieux prévenir que guérir; et, mieux instruits que nos devanciers, des inconvénients que peuvent offrir les injections de morphine, nous devons nous montrer plus réservés dans leur usage que la génération médicale qui nous a précédés et dont les erreurs doivent servir à nous instruire.

SIXIÈME LEÇON

LES FRONTIÈRES DE LA FOLIE

Messieurs,

Dans le cours des trois années qui viennent de s'écouler, nous avons parcouru dans tous les sens le domaine de l'aliénation mentale, et il est peu de points que nous ayons laissés inexplorés.

Et cependant il est une vaste province, qui nous est restée à peu près inconnue, et dont nous avons à peine entrevu de loin les contours; je veux parler de la zone frontière qui s'étend entre la raison et la folie.

Pour le public, ou plus exactement pour les profanes qui n'ont jamais franchi le seuil du temple, je veux dire le seuil d'un asile d'aliénés, il semble qu'une ligne mathématique sépare les deux états ; vérité en deçà, erreur au delà ; d'un côté la folie, de l'autre le bon sens ; en d'autres termes, *on est fou ou on ne l'est pas;* ces idées parfaitement simples, mais absolument fausses, sont faites pour plaire aux esprits qui ne voient qu'un seul côté des choses. Aussi comprend-on sans peine la faveur dont elles jouissent, et l'empire qu'elle exercent. C'est en s'inspirant de ces notions vulgaires, qu'un illustre orateur disait autrefois qu'il suffisait d'une conversation d'un quart d'heure avec un homme, pour savoir s'il était aliéné ou sain d'esprit.

Permettez-moi, Messieurs, de vous rappeler à cette occasion un souvenir historique. Il y a près d'un demi-siècle, que le lieutenant général comte de La Rue fut chargé par le roi Louis-Philippe, de négocier un traité avec le Maroc, pour délimiter les frontières occidentales de l'Algérie. On traça une ligne qui partait de la Méditerranée pour s'enfoncer dans l'intérieur des terres ; mais à partir d'un point donné, on laissa, d'un commun accord, la frontière indécise parce que, disaient les Marocains, il n'y avait au delà qu'un désert inhabité. L'astuce des Musulmans avait triomphé de l'intelligence du négociateur français, car nous savons aujourd'hui que sur ce territoire, soi-disant inhabité, il existe une population de six cent mille âmes.

Il en est de même de cette région située à la frontière de la raison et de la folie, que l'on croit habituellement déserte, et qui renferme non pas six cent mille, mais plusieurs millions d'habitants. C'est au sein de cette intéressante population que je voudrais vous conduire, pour en étudier la physionomie, en examiner les mœurs et en apprécier les caractères.

Messieurs, le proverbe espagnol dit :

De medico, poeta y loco,
Todos tenemos un poco.

« Du médecin, du poëte et du fou, tous nous tenons un peu. »

Il est en effet bien peu d'hommes qui puissent se vanter d'avoir suivi pendant toute leur vie une ligne parfaitement droite, et d'avoir eu toujours une conduite parfaitement raisonnable.

L'ingénieux poëte qui nous a raconté les fureurs de Roland, nous montre le paladin Astolphe transporté par une faveur spéciale dans

la Lune (où se trouve, comme on sait, la raison
des *lunatiques*) pour aller y chercher la raison
de son illustre cousin, et la rapporter sur terre.
Il est reçu en arrivant par un vénérable vieil-
lard, qui n'est autre que l'apôtre saint Jean, et
qui, après lui avoir fait les honneurs du pays, le
conduit dans une sorte de magasin ou de phar-
macie où se trouvent rangées par ordre des
fioles innombrables, dont chacune renferme la
raison de quelque mortel qui se promène ici-
bas, et porte une étiquette indiquant le nom de
son légitime propriétaire. En cherchant la raison
de Roland, Astolphe est surpris et même scan-
dalisé de trouver une bouteille qui porte cette
étiquette : *Raison d'Astolphe.* « Comment ! s'écrie-
t-il, mais je ne suis pas fou ! je sens parfaitement
que j'ai mon bon sens. — Calmez-vous, lui dit
le saint apôtre, et puisque la Providence vous
favorise, ouvrez cette bouteille pour en respirer
le contenu. » Astolphe obéit, et à peine avait-il
repris sa raison, qu'il s'aperçut que pendant
toute son existence il n'avait fait que des folies.

Mais les folies de ce genre sont du domaine
du moraliste, et c'est en médecin que je veux
vous parler.

Je me propose de vous démontrer que parmi
les concitoyens que nous rencontrons tous les

jours, et que nous coudoyons à chaque instant sur la place publique, il en est un bon nombre qui, jugés d'après les règles ordinaires du diagnostic, pourraient très justement passer pour fous ; et cependant, à aucune époque de leur vie, il n'eût été légitime de les enfermer.

Pour procéder par ordre, et introduire quelque clarté dans le sujet, il faut établir dans ce vaste territoire quelques départements, et signaler quelques-unes des catégories dans lesquelles on peut ranger ces intelligences souvent brillantes et même privilégiées, mais qui par certains côtés se trouvent pour ainsi dire hors cadre.

Il est incontestable que de tous les aliénés *raisonnables*, si je puis ainsi parler, les plus intéressants sont ceux dont les actes, et non pas les discours, trahissent la folie.

La première place par ordre de mérite appartient donc aux *impulsifs*. Ce sont des *malades* (j'emploie ce mot dans le sens psychique) qui, sans aucun délire de jugement, éprouvent à certains égards un délire de la volonté, et peuvent quelquefois devenir criminels.

Parmi ces impulsions, il en est de puériles ou tout au moins d'inoffensives. Nous rappelerons l'innocente manie du docteur Johnson, auteur célèbre du siècle dernier, qui ne pouvait se promener dans les rues de Londres sans toucher les poteaux à mesure qu'il les passait. Quand il en avait oublié un, il revenait en arrière pour le toucher.

On peut rapprocher de ce type inoffensif d'autres tendances qui ne sont fâcheuses que pour le sujet lui-même. Il est des hommes polis et bien élevés qui sont tentés, à chaque instant, de laisser échapper des paroles grossières ; il est des hommes pieux qui sont poussés à vomir des blasphèmes : tel était le cas d'un écrivain anglais, l'évêque Butler, qui toute sa vie a été tourmenté par cette impulsion, à laquelle il ne résistait que par un grand effort de volonté.

Il est toutefois des tendances de ce genre qui peuvent compromettre l'existence de l'individu. Un médecin de mes amis est consulté par un homme portant un beau nom, qui désirait épouser une jeune veuve, dont le mérite et la fortune répondaient à tous ses désirs. Mais, disait-il, cher docteur, il m'est impossible de me marier. En effet, ma fiancée exige que j'aille la voir chez elle. Or, comme elle habite la province, il me faudrait monter en chemin de fer ; et je n'ose point le faire, car je suis toujours tenté de me jeter par la portière. J'aime mieux renoncer à me marier. On lui conseilla, pour s'habituer, de prendre le chemin de fer de ceinture; mais il ne put jamais dépasser Auteuil. Il fallut descendre à cette station, de peur d'un accident.

Les impulsions de ce genre, qui sont plus fréquentes qu'on ne le pense, nous conduisent par une pente toute naturelle à cette tendance au suicide, qui se développe si souvent chez des sujets d'ailleurs parfaitement sains d'esprit, et les pousse à se donner la mort pour des motifs absolument futiles. Rien de plus facile que d'en multiplier les exemples. Il est évident qu'il s'agit ici de la perte ou de l'affaiblissement, d'un phénomène d'arrêt des plus importants, je veux parler de l'instinct de la conservation.

Immédiatement après ou à côté, se place l'impulsion à l'homicide, qui s'empare souvent d'esprits d'ailleurs sains en apparence. On connaît l'observation du cordonnier qui vint un jour consulter Moreau de Tours, parce que, disait-il, toutes les fois qu'il baissait la tête, il éprouvait un violent désir d'assassiner sa femme et ses enfants. Rapprochons de ce fait l'histoire lamentable et si bien connue de Thouviot qui, poursuivi par un besoin irrésistible d'assassiner une femme, finit après de longues hésitations par tuer une jeune fille qu'il n'avait jamais vue et qu'il rencontra par hasard dans la cuisine d'un restaurant; et nous verrons que les impulsions les plus monstrueuses peuvent exister chez des gens parfaitement corrects en apparence.

La kleptomanie nous en fournit un autre exemple. La disposition à dérober des menus objets se manifeste souvent, à titre d'infirmité, chez des personnes placées absolument en dehors et au-dessus des tentations vulgaires. On cite le cas d'un homme d'État célèbre, qui a rempli dans son pays les fonctions politiques les plus élevées, et qui, lorsqu'il dîne en ville, est invariablement accompagné d'un domestique, chargé de rapporter à domicile les couverts d'argent que son maître ne manque jamais de dérober.

Certains kleptomanes se bornent exclusivement à prendre certains objets déterminés, ce qui prouve évidemment qu'il s'agit d'une manie.

Peddie rapporte le cas d'un homme très pieux qui avait la malheureuse habitude de voler, mais il ne volait que des Bibles. On lui pardonnait ses larcins, en raison de leur singularité ; mais à la septième récidive, il fut traduit en justice, et condamné pour vol.

Un autre kleptomane ne dérobait que des baquets de blanchisseuse, et comme il ne savait absolument qu'en faire, ils s'accumulaient inutilement chez lui.

J'ai été consulté il y a un peu de temps par un malade qui présentait simultanément plusieurs impulsions morbides. C'était un artiste d'un grand talent, né dans une condition très inférieure et pourvu d'une instruction purement élémentaire, mais qui, par la force de sa volonté, s'était élevé au-dessus de sa position. Il s'était marié jeune ; les enfants étaient venus de bonne heure, et avec eux les soucis. Il fallut redoubler de courage et, vers l'âge de trente-huit ans, sans aucune maladie apparente, l'intelligence de cet homme fléchit. Il commença à éprouver des impulsions bizarres auxquelles il ne résistait que par un grand acte de volonté. Voyait-il une glace, il éprouvait le besoin de la briser d'un coup de poing ; était-il près d'une fenêtre, il éprouvait le désir de se jeter en bas. Recevait-il quelques billets de banque, prix légitime de ses rudes travaux, il était tenté de les déchirer et de les jeter au vent. Enfin, des impulsions plus redoutables vinrent l'assaillir. A chaque instant il se sentait poussé à égorger ses enfants. Sa petite fille est prise du croup, dont elle meurt bientôt. Pendant la dernière nuit il veilla auprès de son berceau, et, d'après ses propres paroles, « au moment même où je priais Dieu avec des larmes abondantes de sauver la vie de cette enfant, j'éprouvais le désir atroce de la prendre dans son berceau pour la jeter dans le feu. » Ces impulsions redoublèrent au point de lui rendre la vie insupportable, et plus d'une fois il eut envie de se suicider. Enfin, la dernière fois qu'il vint me consulter, il me dit, après m'avoir raconté ses misères : « Au moment même où je vous parle, j'éprouve un vif désir de vous étrangler ; mais je me retiens. » Cet aveu sincère, venant d'un homme taillé en hercule, donnait à réfléchir. Je ne l'ai point revu depuis, et je ne sais pas ce qu'il est devenu ; mais le point intéressant de cette curieuse observation, c'est que jamais cet homme n'a commis un acte répréhensible ; il est toujours resté correct, et a toujours pu se retenir au moment critique. Il était bien réellement placé sur les frontières de la folie.

Passons maintenant à un autre genre d'observations.

Les *mystiques* occupent une vaste étendue dans le domaine de l'aliénation mentale. Je ne veux point insister sur toutes les insanités qu'a pu engendrer le sentiment religieux ; je ne veux pas retracer l'histoire de toutes les sectes monstrueuses où ridicules que le fanatisme a engendrées ; mais je tiens à vous faire remarquer que les gens imbus de ces croyances étranges sont souvent, dans les affaires, des esprits fort prosaïques et très sensés, qui savent parfaitement gagner de l'argent, ce qui est, sans nul doute, la preuve d'un grand bon sens. Ce qui est encore plus remarquable, c'est que les idées de ce genre peuvent souvent rester latentes et ne se dévoiler que par accident.

Permettez-moi de vous en rapporter un exemple. Il y a quelques années, mourait à Neufchâtel un vieux notaire qui s'était acquis une réputation légitime de probité et de droiture ; il était d'ailleurs d'une grande piété, et malgré quelques excentricités, n'avait jamais cessé d'être considéré comme un homme très raisonnable ; il mourut quatre ans avant sa femme, et après le décès de celle-ci, les héritiers trouvèrent un pli cacheté, qui, d'après la suscription qu'il portait, ne devait être ouvert qu'après la mort des deux conjoints, on brisa les cachets, et l'on trouva l'acte suivant :

« CONTRAT DE SOCIÉTÉ.

« Entre le grand Dieu souverain, l'Éternel tout-puissant et tout sage, d'une part ;

« Et moi, soussigné, Isaac Vuagneux, notaire, son très chétif, très soumis serviteur et zélé adorateur, d'autre part, a été fait et arrêté le contrat de Société dont la teneur suit:

« ARTICLE PREMIER. — Cette association a pour but le commerce en spéculation des liquides.

« ARTICLE 2. — Mon très respectable et très magnanime associé daignera, comme mise en fonds, verser sa bénédiction sur notre entreprise dans la mesure qu'il jugera le mieux convenir à ses vues paternelles et l'accomplissement des décrets immuables de sa sagesse éternelle.

« ARTICLE 3. — Moi soussigné, Isaac Vuagneux, promets de m'engager de mon côté de verser dans l'association susdite tous les capitaux qui seront nécessaires ; de faire toutes les transactions pour les loyers de cave, achats et vente, tenue d'écritures, comptabilité, et, en un mot, de consacrer mon temps, mon travail et mes moyens physiques et moraux, au bien et à l'avantage de cette première, le tout en conscience et de bonne foi.

« ARTICLE 4. — Les livres tenus en parties simples constateront toutes les opérations qui auront lieu ; et les sommes portées au débit et au crédit du compte seront bénéficiées des proratas d'intérêts calculés jusqu'au 31 décembre de chaque année, époque à laquelle le règlement des comptes sera arrêté.

4*

« ARTICLE 5. — Les bénéfices nets seront partagés par moitié entre mon haut et puissant associé et moi.

« ARTICLE 6. — Il sera ouvert à celui-là un compte particulier dans lequel figureront au crédit sa part des bénéfices, et au débit les diverses sommes qui auront été délivrées par moi soussigné, soit à des corporations pieuses, soit à des pauvres collectifs ou en particulier, soit enfin à toutes œuvres pies que l'esprit de mon Dieu me suggérera de faire.

« ARTICLE. 7. —Lorsque mon Dieu jugera bon de me retirer de ce monde, la liquidation des affaires de notre association sera immédiatement confiée et remise aux soins de mon neveu, M*** qui est dès cet instant prié de ma part de vouloir bien s'y prêter : après quoi, la part et portion du solde actif revenant à mon grand et bien-aimé associé, devra être sur-le-champ délivrée et remise à la direction de la louable chambre de charité de Neufchâtel, à laquelle je la destine dès ce moment.

« Éprouvant aussi la plus vive satisfaction à associer mon Dieu à mes travaux, je m'en remets, pour le succès, aux sages dispositions de sa Providence.

« Ainsi fait, convenu et réglé à Neufchâtel

dans mon domicile, sous ma signature privée et le sceau de mes armes (1). »

En somme, le contrat aboutissait à verser, au profit des pauvres, une somme de 7,325 fr. 35 qui fut scrupuleusement remise aux indigents de Neufchâtel.

M. le docteur Chatelain (de Préfargier), à qui nous devons ce curieux récit, estime que l'honorable notaire était parfaitement dans son bon sens, mais qu'il avait une manière un peu originale d'exprimer ses sentiments de piété. Nous pensons au contraire que Me Isaac était au moins sur les frontières de la folie, et qu'il s'agit ici d'une de ces aliénations latentes qui se cachent pour ainsi dire dans les profondeurs les plus intimes de l'individu, et ne remontent que bien rarement à la surface.

A côté des mystiques, on peut placer les *obsédés*. Ce sont des sujets chez lesquels un même mot, une même formule, une même idée, vient à chaque instant se représenter automatiquement. On ne saurait s'imaginer à quelles actions insensées peut conduire la tyrannie de ces impulsions intellectuelles.

Un jeune homme, au cours de ses études, ayant

(1) *Annales médico-psychologiques*, 1866, 1. VIII, p. 66.

entendu un jour certains de ses amis plaisanter sur la prétendue fatalité attribuée au nombre de *treize*, devient victime d'une obsession qui l'oblige à répéter à chaque instant une sorte d'oraison mentale : Dieu treize ! l'Éternité treize ! l'Infini treize ! Il finit par être obligé de renoncer à ses études et d'aller s'enterrer à la campagne.

Un homme d'ailleurs sain d'esprit et bien portant est obligé de renoncer à la lecture ; car dès qu'il a tourné une page, il croit en avoir sauté une, et recommence de nouveau, sans pouvoir avancer.

Un autre ne peut s'empêcher, lorsqu'il entre dans une chambre, de compter tous les objets qui s'y trouvent, depuis les livres répandus sur une table jusqu'aux boutons de gilet de son interlocuteur.

Ces tendances d'esprit confinent à la *folie du doute* dont je vous ai montré, il y a peu de temps, un exemple fort remarquable. Il s'agissait d'un jeune homme, employé dans une maison de banque, menant une vie régulière et remplissant très exactement ses devoirs, et qui depuis huit ans doutait de sa propre existence et de la réalité des objets extérieurs. Tourmenté par cette disposition d'esprit si pénible, il était venu me demander de le faire interner dans une maison de santé ; il avait donc pleine conscience de son état mental, et cependant n'est-il pas permis de dire qu'il était sur les frontières de la folie ?

On peut rapprocher des malades de cette espèce les *vertigineux*. Je crois devoir englober sous cette dénomination, peut-être assez impropre mais facile à comprendre, les cas d'*agoraphobie*, de *claustrophobie* et de *topophobie* qui se rencontrent chez des sujets parfaitement sensés d'ailleurs..

Un exemple assez curieux d'un état d'esprit analogue vient d'être publié par le docteur Cabadé (1). Le malade, homme d'ailleurs très intelligent, très entendu aux affaires, et très spirituel dans la conversation, se trouvait dans l'impossibilité presque absolue d'accomplir certains actes de la vie usuelle. Pour franchir le seuil d'une chambre, il fallait qu'on le poussât par derrière. Pour se lever d'un fauteuil où il était assis, il fallait qu'on le prît par le bras. Pour franchir dans la rue un obstacle imaginaire, il était obligé de s'y reprendre à plusieurs fois. Cependant, au plus fort de ses hésitations, s'il se sentait observé, il déployait une habileté extrême pour dépister les spectateurs. S'il était obligé, par exemple, de redescendre au moment où il allait monter en

----

(1) Cabadé, l'*Encéphale*, 1882, t. II, n° 3, p. 454.

voiture, il feignait d'avoir laissé tomber un objet, ou d'avoir aperçu quelque défaut à son équipage.

Il y a de cela deux ans, le malade se trouvait astreint à faire son service militaire de vingt-huit jours. Il pria son médecin de le faire exempter de cette corvée. Celui-ci pria les deux confrères chargés de se prononcer sur les demandes de ce genre, de vouloir bien déjeuner chez lui avec le malade. Pendant tout le temps du repas, M. X... fut tellement aimable et spirituel, qu'après son départ, les deux médecins demandèrent à leur confrère s'il n'avait point voulu les mystifier. Pour toute réponse, il les mena à la fenêtre de son cabinet, qui donnait sur le boulevard, où devait passer M. X..., et là on le vit en proie à une agitation incroyable, ne pouvant pas dépasser un arbre, une pierre, l'ombre d'une maison, sans s'y reprendre à plusieurs fois. Il fallait revenir en arrière, puis prendre sa course pour franchir l'obstacle, puis recommencer de nouveau.

Les malades de cette espèce sont assez proches parents de l'innombrable et insupportable tribu des *hypocondriaques*. Poussée au delà de certaines limites, l'hypocondrie verse dans l'aliénation mentale ; mais tous les médecins ont vu se développer chez des personnes d'esprit sain, des conceptions absolument délirantes au sujet de leur santé. Citons-en un exemple frappant. Une dame se présente chez un spécialiste fort connu, et lui dit : « Monsieur, je viens vous consulter pour une maladie de la prostate. — Mais, Madame, s'écrie le praticien fort étonné, vous n'avez pas de prostate ! — Comment, Monsieur ! répond la dame avec indignation, je n'ai pas de prostate ! Mais je viens de lire un ouvrage de médecine, sur les maladies de la prostate, et j'en éprouve tous les symptômes ! »

Messieurs, il faut abréger. J'aurais voulu vous parler des *excentriques*, des *irritables*, des *séniles*, des *sexuels*, des *inventeurs* et de bien d'autres catégories de demi-aliénés ; mais je les passe sous silence, pour m'occuper des *hallucinés*.

Messieurs, c'est avec une juste raison que mon excellent ami le docteur Luys fait des hallucinés une classe à part, parmi les vésaniques. Sans doute les hallucinations dans la plupart des cas sont un symptôme de la maladie mentale qui domine la situation ; mais il arrive quelquefois, il arrive souvent, que ces troubles sensoriels deviennent le point cardinal de la vésanie, l'origine réelle des conceptions délirantes. Le malade devient alors fou, parce qu'il est halluciné.

Il faut à cet égard établir deux classes de sujets : les uns conservent l'équilibre nécessaire pour juger leurs hallucinations, les autres en subissent toute l'influence. Les premiers sont sur la frontière de la folie, les seconds l'ont complè-tement franchie.

C'est parmi les hallucinés conscients que se place le jeune homme que je compte vous présenter à la fin de cette conférence. C'est un chimiste des plus intelligents, qui s'est occupé de résoudre un problème industriel de la plus grande importance ; il a voulu fonder un nouveau procédé de dorure. C'est en respirant les émanations produites par ses manipulations chimiques que sa santé se serait altérée, d'après lui. Il a commencé par entendre une voix qui lui disait : *Ote-toi de là*. Puis, il a éprouvé des élancements, des fourmillements et des picotements, sur diverses parties du corps; enfin, depuis quelques temps, il respire perpétuellement l'odeur d'acide cyanhydrique. C'est pour se débarrasser de ces hallucinations, dont il juge très bien le caractère illusoire, mais qui l'inquiètent à juste raison, qu'il a demandé à être placé dans un asile pour y être traité. C'est donc un halluciné conscient; mais il est sur les frontières de la folie, car souvent un malade, après avoir longtemps résisté à ses hallucinations, finit par y croire et devient aliéné.

Il est cependant bon nombre d'individus qui, pendant une longue période de leur existence, sont tourmentés par des hallucinations incessantes sans jamais croire à leur réalité. Tel était ce malade cité par Wynter, qui éprouvait une sensation onctueuse à toute la surface du corps : il lui semblait qu'il était trempé dans la graisse. Tel était surtout ce fameux Lelorgne de Savigny, qui, poursuivi par des hallucinations très pénibles de la vue, dont il nous a laissé la description détaillée, avait fini par s'enfermer dans une obscurité complète, seul moyen d'échapper à cette obsession douloureuse.

Notons ici que les hallucinations, même conscientes, peuvent avoir une influence directe sur les actes. Mon excellent ami, le Dr Mesnet, m'a montré un alcoolique fort intelligent, qui éprouvait de bizarres hallucinations de l'ouïe, dont il appréciait parfaitement la nature. Le matin, il se levait, plein de bonnes résolutions, et partait pour aller à son travail. Malheureusement, pour se rendre à l'atelier, il fallait passer devant un certain cabaret, dont il ne connaissait que trop bien la position géographique. A mesure qu'il approchait, il entendait deux voix, celle du bon et celle du mauvais ange. La première disait : *Il n'entrera pas ;* la seconde disait : *Il entrera, il entrera.* A mesure qu'il approchait, la voix du mauvais ange devenait de plus en plus prépondérante. Il finissait pas entrer, et dès qu'il avait bu, les hallucinations disparaissaient. Un jour cet homme passait sur les quais. La voix lui commande de jeter à la Seine deux pièces de cinq francs qu'il avait sur lui. Il obéit immédiatement, et à peine l'avait-il fait, qu'il aurait voulu se jeter lui-même à la rivière : car, disait-il, nous n'avions pas, en ce moment, vingt francs à la maison.

Ainsi donc, chez cet ivrogne, des hallucinations, parfaitement appréciées à leur juste valeur, conduisaient cependant leur victime à commettre des actes insensés.

Messieurs, je crois vous avoir suffisamment démontré la proposition formulée au début de cette conférence. Nous sommes entourés de gens qui occupent une position plus ou moins élevée dans la société, qui vaquent à leurs occupations, qui remplissent en apparence tous leurs devoirs, et dont l'intelligence présente cependant des points faibles, des conceptions vraiment délirantes, ou des impulsions insensées, sans qu'il soit possible de les enfermer, car on ne saurait les ranger catégoriquement au nombre des fous

Il est inquiétant sans doute de penser que le mécanicien qui conduit le train où nous sommes embarqués a peut-être des hallucinations ; que l'avocat que nous allons consulter est peut-être atteint de la folie du doute, et que le notaire qui rédige nos contrats a peut-être passé un acte de société avec le Créateur des Mondes. Mais il faut en prendre son parti.

Non seulement ces demi-aliénés arrivent souvent à de hautes positions, mais encore ils exercent parfois une influence incontestable sur leur entourage, sur leur pays, sur le siècle où ils vivent. Les hallucinations de Jeanne Darc ont opéré un miracle que l'héroïsme des meilleurs capitaines n'avait pu réaliser ; et parmi les hommes célèbres qui ont remué de fond en comble leur époque, il en est plusieurs qui, s'ils n'étaient pas absolument fous, étaient au moins des demi-aliénés. C'est qu'en effet, ces esprits placés sur la limite extrême de la raison et de la folie sont souvent plus intelligents que les autres ; ils sont surtout d'une activité dévorante, précisément parce qu'ils sont *agités ;* enfin, ils possèdent une puissante originalité, car leur cerveau fourmille d'idées absolument inédites. Lisez l'histoire, et vous verrez que ce sont eux surtout qui ont révolutionné le monde, qui ont fondé des religions nouvelles, créé et renversé des empires, sauvé des nations, à moins de les perdre, et laissé leur empreinte sur la science, la littérature et les mœurs de leur pays et de leur temps. La civilisation serait souvent restée en arrière, s'il n'y avait pas eu des fous pour la pousser en avant. Sachons donc rendre hommage à la folie, et reconnaissons en elle l'un des principaux agents du progrès dans les sociétés civilisées, et l'une des plus grandes forces qui gouvernent l'humanité.

SEPTIÈME LEÇON

LES RÊVES PROLONGÉS

Messieurs,

Parmi les troubles intellectuels que l'analyse des maladies mentales nous conduit à vous signaler, il en est plusieurs qui se rencontrent non seulement chez les aliénés, mais aussi chez des gens parfaitement sains d'esprit. A cette catégorie appartiennent les *rêves prolongés*, dont je me propose de vous entretenir aujourd'hui.

C'est à l'occasion d'un fait clinique des plus intéressants que je me vois amené à traiter ce sujet devant vous.

Il vient d'entrer dans nos salles un malade dont l'histoire vraiment singulière se rattache à la fois à la théorie des hallucinations visuelles et aux rapports, si souvent étudiés et discutés, du rêve et de la folie.

Il faut se hâter de saisir au vol ce fait si curieux, avant qu'il ait pu nous échapper ; car déjà le malade, revenu en grande partie à la raison, apprécie toute l'absurdité de ses conceptions délirantes, et se prépare à rentrer en possession de sa liberté morale.

Messieurs, les événements du jour impriment une couleur spéciale aux délires qui passent à chaque instant sous nos yeux.

Vous en aurez tout à l'heure la preuve lorsque vous m'entendrez raconter l'histoire du malade sur lequel je viens appeler votre attention.

Le 16 janvier 1883, on affichait dans Paris un manifeste signé Napoléon ; le jour même le prince était mis en état d'arrestation, et cet événement devenait l'objet des commentaires, en général peu bienveillants, de la presse politique.

Mais parmi les articles publiés à cette occasion, il en était un qui se faisait remarquer par sa mordante ironie, par ses allures incisives et son évidente hostilité ; je veux parler de l'article signé *Paul de Cassagnac*, et publié dans le *Pays* du 17 janvier.

Quelques jours plus tard, le 22 janvier, un

homme bien mis se présentait à la Conciergerie et demandait à être mis en prison ; il venait, disait-il, de tuer M. Paul de Cassagnac ; son exaltation évidente, son langage animé, ne pouvaient manquer d'éveiller les soupçons de la police, habituée à voir passer sous ses yeux un si grand nombre d'aliénés.

Il fut donc dirigé sur l'infirmerie du Dépôt de la Préfecture, où il fut immédiatement interrogé.

Malgré leur étrangeté, ses récits ne présentaient rien d'impossible, ni même d'absolument invraisemblable.

Il s'appelait Cousin (je ne vois aucun inconvénient à divulguer ce nom, qui est faux). Il était secrétaire du colonel Brunet, aide de camp du prince Napoléon. Ses opinions bonapartistes très accentuées avaient été péniblement froissées par les attaques dirigées contre le prince dans les journaux, mais l'attitude du *Pays* l'avait particulièrement indigné.

Décidé à demander des explications, il se rend le dimanche 21 janvier, au bureau de ce journal, où il ne rencontre personne ; parcourant une série de pièces désertes, il arrive au cabinet du rédacteur en chef, qu'il trouve assis à son bureau, et occupé à écrire un article. Il l'interpelle immédiatement, il lui reproche les termes de son article, et l'accuse d'avoir lâchement attaqué un adversaire terrassé, un prince prisonnier. Il lui demande enfin une rétractation.

Sans lever les yeux, sans tourner la tête M. Paul de Cassagnac continue à écrire et ne répond pas.

Indigné de cette attitude, Cousin sort de sa poche un revolver chargé, appuie la main gauche sur l'épaule droite de M. de Cassagnac, et lui tire six coups de pistolet à bout portant.

La victime tombe sans pousser un cri : la mort avait été foudroyante.

Après avoir entendu ce récit, on s'empressa de fouiller le prévenu ; on le trouva armé d'un revolver et porteur de cinquante cartouches.

Au moment d'être reconduit en prison, cet homme s'écria : « Maintenant j'espère que vous allez me décorer. »

Il était, en effet, possible qu'un crime eût été commis. On se rendit donc auprès de M. Paul de Cassagnac, pour l'interroger à cet égard ; il répondit que non seulement il n'avait vu personne le jour de cet attentat imaginaire, mais encore qu'il ne s'était pas rendu aux bureaux du *Pays*.

Il était donc évident qu'on avait affaire à un fou ; on le fit transférer à Sainte-Anne, et il entra dans nos salles le 23 janvier.

Au moment de son arrivée, il était dans un état d'exaltation maniaque qui le rendait fort dangereux.

Il parlait avec une grande volubilité et s'exprimait avec beaucoup d'élégance ; il ne souffrait pas qu'on parût douter de l'exactitude de ses affirmations, et le moindre sourire le mettait hors de lui.

Deux jours plus tard, le 25 janvier, nous lui avons fait subir un interrogatoire régulier ; la séquestration avait déjà porté ses fruits, et de son état antérieur il ne restait plus qu'un délire fruste, une excitation moins intense ; la logique commençait à reprendre ses droits.

Il nous répéta cependant son premier récit, et nous donna quelques détails plus circonstanciés sur ses antécédents.

Fils d'un ancien militaire, il a reçu une assez bonne éducation ; il est resté au collège jusqu'à l'âge de 15 ans, époque à laquelle son père fut assassiné.

Obligé de quitter le collège, il devint soldat et servit dans les cuirassiers ; puis il quitta l'armée de terre pour passer dans la marine, et c'est dans les équipages de la flotte qu'il prit part à l'expédition du Mexique.

De retour en France, il entra au service du colonel Brunet, en qualité de secrétaire, chargé des comptes et de la correspondance. Toutefois, ses fonctions ne l'attachaient pas tellement à la maison qu'il ne pût s'absenter fréquemment, et faire des voyages de quelques mois.

On comprend dès lors que, très affectionné au prince Napoléon, il ait ressenti la plus vive indignation en lisant les articles dirigés contre lui. Voilà pourquoi, ne pouvant obtenir aucune rétractation de M. de Cassagnac, il avait tiré sur lui.

« Avez-vous entendu les détonations ? lui dis-je. — Non, je ne m'en souviens pas, répondit-il ; j'étais sans doute trop préoccupé pour y faire attention. — Êtes-vous sûr d'avoir tué M. de Cassagnac ? — On prétend qu'il n'est pas mort, mais il doit être gravement blessé. »

Ainsi, tout en étant moins affirmatif qu'au moment de son arrestation, il persistait dans son délire. Il donnait de nombreux détails sur ses goûts, ses habitudes, ses amis. Il prétendait n'avoir plus de famille ; il n'avait point de relations en dehors de la maison du prince.

L'interrogatoire terminé, je le priai de m'écrire une lettre dans laquelle il rappellerait les données principales de notre conversation.

C'est là, Messieurs, une précaution toujours utile à prendre ; en faisant écrire un aliéné (s'il veut bien y consentir), vous obtenez un témoignage précis de la nature de ses idées à un moment déterminé ; c'est un document des plus précieux, car rien n'est plus variable et fugace que l'état d'esprit de ces malades, comme vous allez le voir immédiatement.

En effet, le lendemain, 26 janvier, l'aspect de cet homme avait absolument changé, et nous assistions au retour complet de la raison.

C'est alors qu'il nous fut possible de retrouver la vérité.

Il est vrai que cet homme est fils d'un militaire, et que son père a été assassiné, mais il n'est pas sans famille, il a des frères et des sœurs. Il est vrai qu'il a servi, il est vrai qu'il a fait la campagne du Mexique, mais il est absolument faux qu'il ait jamais appartenu à la maison du prince Napoléon. Il est vrai qu'il a des opinions bonapartistes ; mais il n'a jamais été au service du colonel Brunet. Il est voyageur de commerce ; il représentait une maison importante de Paris, et c'est ce qui explique les longues absences dont il nous avait parlé.

Au retour d'un voyage en Grèce, il se trouvait le 1er janvier à Naples, où il apprit la mort de Gambetta ; il se rappelle avoir vu les pavillons des navires en berne.

Continuant sa route, il était à Paris le 6 janvier, jour des obsèques. Je tiens à vous donner ces détails qui nous éclairent sur la parfaite intégrité de sa mémoire, avant la crise.

Il était descendu dans un hôtel, où il s'occupait tranquillement de ses affaires, sans se préoccuper outre mesure des événements politiques. Le 15 janvier, il avait donné à un de ses amis un rendez-vous, auquel il ne put aller à cause de la pluie. Tel est le dernier souvenir précis qu'il ait conservé.

A partir de ce jour, il existe une lacune, un trou noir, dans ses souvenirs, comme si l'on avait arraché quelques pages du livre de sa vie. Toute cette partie de son existence reste plongée dans les ténèbres, jusqu'au moment où il s'est réveillé dans une maison de fous ; car il a parfaitement conscience de sa position, et il sait qu'il a été enfermé comme aliéné à l'asile Sainte-Anne. Il en est profondément humilié. Du reste il reconnaît que le nom qu'il s'était donné est faux, et qu'il n'y a pas un mot de vrai dans le récit tragique de son entrevue avec M. de Cassagnac.

Messieurs, cet homme a fait un rêve prolongé ; il ressemble au dormeur éveillé des *Mille et une nuits.*

Quel est, en effet, le caractère essentiel du rêve ? Quel est le point central du drame imaginaire auquel nous assistons ? Messieurs, le pivot du rêve, c'est l'hallucination ; le rêveur est toujours un halluciné, et les hallucinations du rêve ont une netteté de contours, une précision de détails, qui ne se rencontrent que bien rarement à l'état de veille, même chez les aliénés les plus endurcis.

En second lieu, les hallucinations de la vue ont dans le rêve une prépondérance extraordinaire. Le toucher, le goût et l'odorat peuvent quelquefois intervenir, mais les hallucinations de l'ouïe sont extrêmement rares ; c'est précisément l'inverse de ce que nous observons dans l'aliénation mentale.

Un rêveur assiste à une séance de la Cour d'assises: il *voit* le Président, la Cour, le public, les témoins ; il *voit* plaider les avocats, il croit les entendre, il saisit le sens de leurs discours, mais le sens arrive à son esprit sans la voix de l'orateur.

Un rêveur se met en voyage ; il *voit* le train qui l'emporte, la foule qui le remplit, la trépida-

tion des roues, mais tout se passe sans bruit ;
il *voit* siffler la locomotive, mais il ne l'entend
pas.

Nous retrouvons chez notre malade tous les
caractères que nous venons d'énumérer. Il a vu
M. de Cassagnac, il l'a directement interpellé,
mais sans obtenir aucune réponse. Il a tiré six
coups de revolver, sans entendre aucun bruit ;
enfin la victime est tombée sans proférer une
parole, sans pousser un cri.

Il est un troisième caractère du rêve que je
tiens à vous signaler ; c'est l'absence d'étonnement. Le jugement étant suspendu, les faits
les plus étranges se déroulent devant nous
sans exciter la moindre surprise. Or c'est là précisément ce qui s'est produit chez notre malade.
Rien ne l'étonne ; les bureaux du journal sont
déserts, il entre chez le rédacteur en chef
sans que personne lui barre le chemin : il lui
adresse la parole, il le menace, sans parvenir un
seul instant à le détourner de son travail : il le
tue enfin sans éprouver la moindre résistance.
Tous ces faits extraordinaires lui paraissent
absolument naturels.

Un dernier caractère du rêve, c'est l'oblité-
ration du sens moral. Nous avons tous mené
dans les rêves une existence des plus criminelles

sans jamais éprouver de remords. Carpenter raconte qu'un de ses amis, homme profondément religieux, était vivement affligé des rêves qui occupaient ses nuits. Il commettait des faux, des vols, des assassinats, sans éprouver le moindre remords de conscience ; son unique chagrin était la crainte d'être pendu.

Semblable à ce rêveur, notre homme, qui croyait avoir commis un meurtre, demandait à être décoré, avec tout le calme d'une conscience pure.

Il n'éprouvait aucun regret de l'acte qu'il avait perpétré.

Nous sommes donc bien en présence d'un rêve, mais d'un rêve prolongé, d'un rêve qui a duré dix jours pleins ; le réveil s'est fait graduellement, et le 25 janvier, la raison avait repris son empire.

Messieurs, ce singulier état physiologique, dans lequel le sommeil projette son ombre sur la veille, est très loin d'être exceptionnel, et je connais, pour ma part, nombre de personnes qui en sont plus ou moins victimes.

Cette question a depuis longtemps attiré l'attention des auteurs. Carpenter, dans son intéressant ouvrage sur la physiologie mentale, rapporte l'observation d'une dame chez qui les souvenirs du rêve se mêlaient d'une façon tellement intime aux impressions de la veille, que jamais elle n'osait affirmer un fait quelconque, craignant toujours de *l'avoir rêvé*.

Faure, dans un mémoire publié dans les *Archives de la médecine*, a relaté plusieurs faits de ce genre.

Parmi les nombreuses observations qui me sont personnelles, la plus remarquable est celle d'un homme, d'une intelligence assez développée, qui passait sa vie à forger des romans, dont il était dupe lui-même tout le premier. Pour en citer quelques exemples : il quittait sa femme sous le prétexte d'aller participer aux épreuves d'un concours ; il rentrait chez lui quelques heures plus tard, rendait compte du sujet qui était sorti de l'urne, et de la manière dont il l'avait traité. Il discutait les probabilités de sa nomination et se couchait plein d'espérance. Le lendemain un ami auquel il rendait compte de ses efforts, *en présence de sa femme*, le désabusait en lui apprenant que le concours en question n'avait jamais existé, et que la place n'était pas vacante. — Un autre jour il rentrait chez lui, disant à sa femme qu'il avait été insulté par un de ses amis, et qu'il devait se battre avec lui le lendemain, à six heures du matin. Ceci dit, il se couche et s'endort tranquillement. La malheureuse femme passa la nuit dans des angoisses affreuses ; mais le lendemain, à six heures, le mari dormait profondément : on se garda bien de le déranger. Lorsqu'enfin le dormeur fut éveillé il ne parla plus de son duel; c'était encore un rêve qui avait traversé son esprit.

A son arrivée à Paris, où il était venu pour me consulter, il sortit pour aller me trouver ; quelques heures plus tard il rentrait, plein des souvenirs de l'entrevue, et donnant force détails sur la consultation qu'il m'avait demandée, et sur les prescriptions que j'avais formulées. Or ce récit était purement imaginaire ; il n'était jamais venu chez moi. Le lendemain il m'écrit une lettre pour me prier de passer chez lui. A peine étais-je arrivé qu'il commençait la série de ses confidences en ces termes : « *Monsieur, je suis atteint d'une triste maladie; je suis abominablement menteur.* » Il était menteur, en effet, parce que ses rêves perpétuels empiétaient à tel point sur le domaine de la réalité, qu'il passait sa vie à raconter des faits imaginaires ; on ne pouvait jamais croire un seul mot de ce qu'il disait.

On pourrait supposer qu'il cherchait à masquer des habitudes vicieuses, en donnant des prétextes plus ou moins plausibles pour justifier ses absences prolongées. Mais, lorsqu'on parvenait à le suivre et le surprendre en pleine crise, on le trouvait attablé dans un café, ou couché dans une chambre d'hôtel, sans qu'il fût possible d'assigner aucun motif, même érotique, à cette fugue insensée. Il était visiblement plongé dans un rêve, dont les souvenirs persistaient après le réveil.

Il existe de nombreuses analogies entre le rêve et la folie, et le premier de ces deux états peut précéder ou préparer le second.

Pour n'en citer qu'un exemple, nous rappellerons ce qui se passe dans l'épilepsie. La forme la plus frappante et la plus grave du délire épileptique est en effet la crise de fureur dans laquelle le malade se jette avec violence sur les personnes qui l'entourent, brise ce qui est à sa portée, et commet des actes insensés de tout genre. Or, pendant l'accès, l'état d'esprit du sujet est de tout point semblable à celui d'un homme bouleversé par un rêve affreux. Mais ici, comme chez les somnambules, qui commettent parfois des actes absurdes ou criminels, le souvenir du rêve a disparu quand le dormeur s'éveille. C'est le fait inverse qui a lieu chez nos malades.

Certains cas de folie ne sembleraient être que

des rêves longtemps continués. Souvent ces rêves se traduisent en actes chez les alcooliques,
et plus souvent encore chez les épileptiques.
Esquirol raconte qu'un paysan allemand, ayant
passé la nuit avec sa femme dans un hangar ouvert, rêva qu'il était assailli par des brigands ; à
son réveil il prit une hache qu'il trouva à sa portée, et tua sa femme, qu'il prenait sans doute
pour un malfaiteur.

J'ai connu un Anglais qui faisait presque toutes les nuits des rêves affreux ; se réveillant brusquement, il se précipitait en chemise dans la rue,
en poussant des cris terribles ; on le suivait, on
cherchait à le calmer ; mais pendant quelques
minutes il était extrêmement dangereux.

Les rêves peuvent être quelquefois aussi les
signes précurseurs d'une folie sur le point d'é-
clater.

M. Baillarger a connu un négociant, qui pendant quelque temps rêvait toutes les nuits de
trésors, de diamants, de richesses ; il ne tarda
pas à être frappé d'une paralysie générale, qui
suivit régulièrement son cours.

Messieurs, de ce qui précède je ne me propose
point de conclure, comme mon vénéré maître
Moreau de Tours, à l'identité du rêve et de la

folie. Formulée d'une manière trop absolue, cette doctrine dépasse à coup sûr la vérité ; mais ce qui est bien certain, c'est d'abord que le rêve est le type de l'hallucination, et surtout des hallucinations de la vue ; c'est ensuite que certaines formes de la folie empruntent le masque du rêve, et répondent, selon toute probabilité, à des conditions fort analogues de la circulation cérébrale.

La physiologie du sommeil est encore imparfaitement connue. Les uns, et avec eux l'école de la Salpêtrière, soutiennent la doctrine de l'anémie cérébrale. Les autres attribuent ce phénomène à un état congestif. Chacune de ces opinions renferme une part de vérité. Si le plus ordinairement, comme certaines expériences tendraient à le démontrer, le sommeil s'accompagne en effet d'anémie, d'autre part, il est également produit par la congestion ; l'assoupissement qui succède à un bon dîner, copieusement arrosé de vins généreux, ne doit certes pas son origine à l'anémie cérébrale. N'oublions pas, d'ailleurs, que le délire n'est pas toujours un accident congestif ; vous en avez la preuve dans le délire des faméliques, délire furieux, caractérisé par des hallucinations d'un genre particulier. Ils ont souvent des visions de mets succulents, et de repas somptueux, qui semblent aiguiser la faim au lieu de la calmer. Les grandes hémorragies, les derniers jours de la phtisie pulmonaire s'accompagnent souvent aussi d'un léger délire.

Les accès de folie transitoire avec hallucinations de la vue sont ceux qui se rapprochent le plus des rêves prolongés; mais, comme nous l'avons vu, ce ne sont pas toujours des accidents passagers, ni des délires éphémères qui succèdent aux rêves de ce genre. Il en résulte quelquefois des idées fixes qui dominent le cours de la vie tout entière.

D'autres fois, ces rêves pathologiques, s'ils ne sont pas la cause, sont du moins la conséquence, et l'un des premiers symptômes d'un état d'affaiblissement cérébral, souvent d'origine héréditaire, et fatalement prédestiné aux récidives.

Il n'en est pas ainsi chez notre sujet, qui, d'après la rapidité et la netteté de son rétablissement, nous semble avoir offert un simple accès de folie transitoire, et doit échapper, je l'espère, à l'une de ces condamnations terribles qui ne laissent aucune place à l'espoir d'une guérison permanente et durable.

Cet homme est presque guéri; dans quelques jours il pourra quitter l'asile. Il a rêvé qu'il commettait un meurtre; s'il l'avait effectivement commis pendant son rêve, quelles seraient les conséquences de cet acte au point de vue médico-légal? Faut-il laisser en liberté un homme qui peut devenir dangereux pour ses semblables? Et d'autre part n'est-il pas terrible de condamner à la séquestration perpétuelle un homme redevenu sain? Problème des plus douloureux et des plus difficiles, et que je dois me contenter ici de poser, sans chercher à le résoudre (1).

(1) Ce malade est aujourd'hui complètement rétabli, et depuis longtemps il a repris le cours de ses occupations habituelles.

HUITIÈME LEÇON

DE LA FOLIE GÉMELLAIRE

OU ALIÉNATION MENTALE CHEZ LES JUMEAUX

Depuis longtemps on s'est occupé de rechercher les similitudes qui peuvent exister entre les jumeaux parvenus à l'âge adulte : et l'on est forcé de reconnaître que si la ressemblance est parfois absolument nulle et que si dans beaucoup de cas elle ne dépasse pas ces analogies familiales qui chez la plupart des frères rapprochent le caractère et l'organisation, il est par contre certains jumeaux qui montrent, soit au point de vue intellectuel, soit au point de vue de la physionomie et de l'expression du visage, soit au point de vue de la maladie et de la santé,

une ressemblance tellement parfaite qu'elle semblerait conduire à l'identité.

Ce n'est pas seulement au point de vue exté-
rieur que ces ressemblances s'accusent, c'est
aussi, c'est surtout au point de vue de l'organisation intime du système nerveux et des conséquences physiologiques qui en découlent.

Il serait impossible de trouver, dans cet ordre
d'idées, des faits plus concluants que ceux dont
je veux aujourd'hui vous entretenir. On a vu
quelquefois chez des jumeaux la même maladie
éclater avec les mêmes caractères presque au
même instant : c'est là une preuve manifeste de
la parenté intime qui unit les deux natures.
Quand la maladie dont il s'agit n'est autre que
l'aliénation mentale, la preuve acquiert une
force supérieure et conduit tout naturellement à
cette conclusion, que l'organisation cérébrale
chez l'un et l'autre sujet doit offrir de profondes analogies.

Il existe dans la science quelques cas peu
nombreux de folie gémellaire. J'entends par là
l'aliénation mentale se développant presque simultanément chez deux jumeaux avec le même
genre de délire et en dehors des conditions habituelles où se manifeste la folie à deux ou
folie communiquée. En effet, on ne peut refuser

aux jumeaux le droit, que possèdent tous les membres d'une famille d'aliénés, de délirer successivement les uns après les autres, et d'offrir à peu de chose près les mêmes perturbations de l'intelligence.

Mais, par folie gémellaire, j'entends spécialement l'aliénation mentale se développant dans des conditions propres aux jumeaux, et caractérisée par ces trois termes :

1° Simultanéité de l'explosion des accidents ;

2° Parallélisme des conceptions délirantes et des autres troubles psychologiques ;

3° Spontanéité du délire chez chacun des deux individus qui s'en trouvent atteints.

Ces trois caractères se rencontrent au degré le plus élevé dans l'observation double dont nous allons maintenant présenter le résumé.

OBSERVATION I. — *Manie aiguë avec prédominance d'idées mystiques et hallucinations multiples éclatant presque simultanément chez deux sœurs jumelles.*

(A) HISTOIRE DE LA FAMILLE. — Le père des deux sœurs jumelles dont nous allons retracer l'histoire, était un homme sobre et jouissant d'une bonne santé. Il était gendarme ; marié de bonne heure, il a eu six enfants : quatre filles, dont deux jumelles qui feront le sujet de l'observation présente, et deux garçons. Tous ces enfants ont joui d'une bonne santé jusqu'à la date où commence cette histoire.

Le père est mort à 52 ans, d'une attaque d'apoplexie foudroyante ; il n'avait jamais présenté de symptômes cérébraux ni de troubles intellectuels.

La mère, sur laquelle nous avons peu de renseignements, serait morte en couches, à un âge peu avancé.

Les deux jumelles, restées orphelines à 5 ans, ont été élevées ensemble, en Lorraine, jusqu'à l'âge de 14 ans. Elles ont toujours présenté une grande ressemblance physique, à tel point qu'il est difficile de ne pas les prendre l'une pour l'autre. Toutes deux sont d'une taille élevée, d'une constitution robuste, d'un tempérament sanguin ; elles ont les joues colorées, les pomettes saillantes, la face arrondie, les cheveux et les yeux châtains.

Au point de vue du caractère, Louise est plus sérieuse et même plus triste que Laure, qui a toujours eu un tempérament assez gai. Du reste, Louise a toujours eu une existence assez pénible, et depuis que son mari est tombé malade, outre le chagrin très vif qu'elle a ressenti, elle a dû subir des privations nombreuses et quelquefois elle a manqué de nourriture.

Les deux sœurs ont toujours été unies par une tendre amitié : leur éducation a été la même, et il est intéressant de noter qu'elle n'a jamais été empreinte d'un caractère exagéré de dévotion ; c'est là un point important, puisque le délire qu'elles présentent aujourd'hui l'une et l'autre offre un caractère essentiellement mystique.

C'est à partir de 14 ans que leur existence se bifurque. Elles sont l'une et l'autre âgées de 29 ans aujourd'hui, étant nées le 5 octobre 1854. Louise (celle de la Clinique) vient à Paris ; Laure reste pendant plusieurs années en province et n'arrive à Paris que beaucoup plus tard.

Louise se marie à 21 ans, elle a un enfant actuellement âgé de 7 ans, d'une santé délicate, et elle exerce la profession de fruitière.

La vie a été difficile pour cette femme. Son mari est tombé gravement malade d'une albuminurie, il y a trois ans. Pendant tout ce long espace de temps, sa femme l'a soigné avec dévouement, sans négliger les soins de son petit commerce.

Le 16 novembre 1883, dans la soirée, un prêtre vient administrer au mari les derniers sacrements. La femme le congédie parce que sa figure lui déplaît. Etait-ce un commencement de délire? Ce qui est certain, c'est que dans la nuit du 16 au 17 le délire éclate avec une grande intensité. Elle se jette au cou de son mari, l'embrasse et s'écrie : « Jean est guéri, je vois le bon Dieu. » A partir de ce moment, elle a manifesté une agitation toujours croissante : elle se met à la fenêtre pour chanter des cantiques à haute voix, elle casse les carreaux, insulte les personnes présentes et frappe le médecin qui se trouvait au lit du malade. Les agents de police viennent pour l'arrêter, elle descend dans la rue en les apercevant et veut les empêcher de pénétrer dans la maison; elle leur crie : « Je suis la Mort, vous ne passerez pas. »

Il faut remarquer que depuis six jours elle veillait son mari et ne mangeait presque pas. Elle n'a du reste jamais commis d'excès alcooliques.

Transportée à la Préfecture, elle présente tous les symptômes de l'agitation maniaque : elle s'abandonne à une loquacité intarissable, elle dit être la sainte Vierge, elle veut faire ressusciter les morts, enfin elle est atteinte d'une insomnie absolue.

Pendant ce temps, une nouvelle complication survenait dans ce drame de famille. Laure, la sœur jumelle de Louise, est atteinte d'un accès d'aliénation mentale presque en même temps que celle-ci.

Appelée au chevet de son beau-frère, elle l'a veillé pendant une nuit, et c'est en sa présence que Louise a subitement commencé à délirer. Deux jours plus tard, le malade meurt; Laure assiste à son enterrement. Sur la tombe de son beau-frère, elle commence à divaguer : on la conduit chez elle, et presque aussitôt un délire furieux se déclare, quatre jours après l'accès d'aliénation mentale qui avait fait enfermer sa sœur. On la transporte dans le service de M. Bouchereau, à l'asile Sainte-Anne, où elle se trouve encore aujourd'hui.

Nous allons maintenant rédiger séparément l'histoire de ces deux malades.

(B) OBSERVATION DE LOUISE. — Transportée à la Clinique, Louise y est entrée le 17 novembre 1883. Traitement : chloral 4 gr. Bain prolongé.

Dès le lendemain de l'entrée, la malade est plus calme, elle demande des nouvelles de son mari et ne manifeste plus de conceptions délirantes.

Le 9 décembre elle est toujours calme ; on lui apprend avec les plus grands ménagements la nouvelle de la mort de son mari, elle se montre très résignée.

Le 11 décembre, comme elle paraissait absolument raisonnable, nous l'avons conduite auprès de sa sœur. Elle s'est montrée très douce et très affectueuse pour Laure, qui est encore en plein délire maniaque. Mais, vers la fin de la visite, Louise s'est excitée peu à peu ; elle ne voulait pas quitter sa sœur, et ce n'est qu'avec beaucoup de difficulté qu'on a pu la reconduire dans son quartier ; pendant toute la journée elle a déraisonné.

14 décembre. — La malade est prise d'impulsions irrésistibles, elle se précipite sur toutes les personnes qui l'approchent, elle mord les gardiennes, elle lance des coups de pied.

En même temps, elle paraît avoir des hallucinations de l'ouïe : on lui adresse des reproches auxquels elle répond par l'aveu d'une culpabilité imaginaire.

21 décembre. — Apparition des règles ; agitation de plus en plus violente. A frappé une gardienne ; enfermée dans une chambre d'isolement, elle a enlevé un panneau de la porte. Elle refuse les aliments, elle crache les médicaments, elle passe la nuit sans sommeil.

Traitement : bains prolongés, bromure de potassium, chloral, etc.

L'agitation n'a pas cessé un seul instant jusqu'au 2 janvier, un intervalle de calme s'est produit à cette date, mais le 4 janvier les accidents reprennent toute leur intensité.

12 janvier. — Hallucinations de la vue : croit voir son mari courir en chemise, l'appelle par son nom, dit qu'elle est une abeille, qu'elle a beaucoup d'ouvrage à faire. Ne cesse pas un instant de chanter, de crier, de frapper les parois de sa cellule.

17 janvier. — A crié et sauté toute la journée. Au moment du dîner, s'est échappée des mains des gardiennes et s'est précipitée dans le jardin, dont elle a fait trois fois le tour en courant ; elle s'est ensuite laissé ramener dans sa cellule.

19 janvier. — Toujours agitée. Se jette contre les murs, voit des arbres sur lesquels sont des oiseaux, veut les attraper, les appelle.

L'agitation continue jusqu'au 5 février. A cette date, mouvement fébrile, obligée de garder le lit.

Diète lactée. Purgatif salin suivi d'effet.

A partir de cette date, la malade devient plus calme, elle demande si la famille fait prendre de ses nouvelles, elle veut aller soigner son mari qui est malade : mais ne pouvant pas sortir elle s'écrie : « Je suis ici pour le reste de mes jours. » Le sommeil est assez bon.

24 février. — L'agitation recommence, elle casse tout, déchire ses vêtements, perd le sommeil.

Cet état continue avec quelques intermissions jusqu'à la fin de mars.

3 avril. — Elle est plus calme. Elle a reçu son beau-frère au parloir, a causé un quart d'heure avec lui. Paraissait contente et riait.

6 avril. — La malade est présentée aux élèves de la Clinique ; on amène sa sœur, l'entrevue est fort affectueuse ; mais au bout de quelques instants l'agitation se déclare ; les deux malades sont emmenées.

A partir de ce moment, Louise est restée agitée jusqu'au 21 du même mois. Depuis ce jour calme relatif.

3 mai. — La malade, assez calme, travaille et dort bien, elle mange gloutonnement, son appétit est insatiable, les sentiments affectifs sont très émoussés ; elle ne s'inquiète pas de son enfant et reste indifférente à sa situation, mais elle demande à sortir et prétend qu'elle est ici depuis assez longtemps et qu'elle s'ennuie.

7 juin. — La malade est calme, elle travaille et le délire paraît avoir cessé. Toutefois, elle manifeste une indifférence peu naturelle à son état, et de temps en temps elle exprime la crainte de voir reparaître l'agitation dont elle a souffert. « Il me semble, dit-elle, que cela va me reprendre. »

(C) Observation de Laure (1). — Cette femme est entrée dans le service de M. Bouchereau, le 27 novembre 1883, dans un état d'excitation maniaque violente. Elle brise des carreaux, elle frappe aux portes, elle se livre à des propos incohérents et déclamatoires, dans lesquels on remarque une prédominance d'idées mystiques et ambitieuses. Elle est la Vierge, elle est la reine de France, etc. Elle fait de nombreux signes de croix, se met à genoux, regarde en haut, lève les bras et prend l'attitude de la prière.

Pendant les semaines suivantes, l'agitation persiste, les mouvements sont brusques, les actes désordonnés ; elle a des accès soudains d'agitation, elle menace, frappe, mord, se jette

(1) Nous devons cette observation à l'obligeance de M. le Dr Bouchereau et de son interne, M. Vétault; nous sommes heureux de leur en témoigner ici toute notre gratitude.

sur les gardiennes et commet des actes de violence d'une façon tout à fait impulsive ; elle profère des injures et des grossièretés, elle chante souvent pendant de longues heures, elle se déshabille quelquefois, marche toujours nu-pieds et n'accepte jamais aucune espèce de chaussures. Tantôt on la trouve étendue dans la cellule qu'elle occupe, faisant entendre des monologues incohérents ; tantôt elle se met à genoux, elle adresse des prières à Jésus-Christ ; il lui apparaît souvent, dit-elle : elle voit des saints, des anges ; quelquefois au contraire ce sont des serpents qui se présentent à sa vue. Elle répète à plusieurs reprises qu'on veut lui faire avaler du poison.

Eclats de rire fréquents, soudains et prolongés.

Mange généralement bien.

Insommie presque absolue, elle parle, chante, et fait du bruit pendant la nuit.

L'agitation maniaque et les phénomènes impulsifs conservent la même intensité jusque vers le milieu de février. A partir de cette époque, elle commet moins d'actes désordonnés ; tout en restant plus ou moins excitée, elle n'est plus violente et peut quelquefois travailler à la couture ; mais l'incohérence des idées reste toujours la même.

Il existe des hallucinations de toutes sortes ; elle entend des bruits singuliers ; elle a des visions très variées. Tantôt le ciel s'entrouvre et elle y voit apparaître des médecins qui lui parlent et lui font des signes ; tantôt elle voit des femmes pendues ou hachées en menus morceaux.

De temps en temps elle a des hallucinations génitales.

20 mars. — La malade est plus calme, elle s'occupe davantage, mais l'incohérence des idées reste toujours la même ; elle rit très souvent, sans pouvoir indiquer la cause de sa gaieté.

1er avril. — L'attitude est meilleure, la malade est polie et travaille assez bien. Elle manifeste une satisfaction réelle quand elle reçoit la visite de son mari et de ses enfants.

De temps à autre il se produit un peu d'agitation avec cris, vociférations, etc. Ces accidents ne durent que quelques minutes et sont en définitive assez rares.

6 avril. — Elle est mise en présence de sa sœur dans l'amphithéâtre de la Clinique ; les deux malades s'excitent réciproquement et il devient nécessaire de les séparer.

4 mai. — Laure est assez calme, sa mémoire est exacte, elle se souvient même de quelques

faits qui remontent au moment de son entrée à Sainte-Anne. Toutefois, elle est loin d'être complètement guérie ; son attitude est toujours bizarre, ses idées incohérentes et confuses. Elle se figure qu'on la *travaille ;* elle ressent des pesanteurs dans le ventre et dans la matrice, elle éprouve aussi des sensations désagréables dans d'autres parties du corps ; mais elle ne veut point s'expliquer davantage, parce que *nous savons mieux qu'elle ce qui lui arrive.*

Elle croit descendre d'une grande famille, peut-être d'une famille royale, elle sait que le ciel et la terre lui appartiennent parce que le diable l'a sacrée.

C'est surtout dans l'état intermédiaire à la veille et au sommeil, le matin principalement, qu'elle a des visions ; elle aperçoit des enfants, des quartiers de lune qui descendent du ciel. Il y a trois jours elle a vu un gros homme et une grosse femme en état de nudité complète.

Elle paraît s'inquiéter surtout de sa sœur jumelle à laquelle elle porte toujours une vive affection. Elle demande toujours sa sortie ; elle a besoin de retourner chez elle, car son mari est obligé de confier la caisse à une autre personne pendant son absence.

Menstruation régulière. Les règles se prolongent chaque fois pendant trois jours environ.

Un peu d'anémie, souffle doux à la base, au premier temps, souffle continu musical dans les deux carotides.

11 mai. — Examinée de nouveau au point de vue psychologique, cette femme persiste dans ses conceptions délirantes. Elle a des visions, surtout le matin ; elle croit toujours qu'elle est reine; elle a été sacrée par le diable et par une autre personne, elle croit que c'est un spirite.

Elle dit que son père est mort; elle croit qu'il était le Juif errant.

En résumé, nous voyons deux sœurs jumelles, très ressemblantes au physique et au moral, être frappées l'une et l'autre d'un délire avec excitation maniaque, hallucinations de la vue et des autres sens, idées ambitieuses et mystiques et trouble intellectuel généralisé. Les accidents éclatent dans des circonstances qui les ont, l'une et l'autre, péniblement affectées, mais sans qu'il soit possible d'invoquer la contagion.

Louise, en effet, a été immédiatement séparée de sa sœur dès que le délire a commencé.

Il est donc évident que c'est à l'action d'une seule et même cause, d'un véritable traumatisme moral, que l'on doit attribuer l'explosion de ce délire qui s'est développé à quatre jours de distance chez les deux sœurs ; il faut donc supposer chez elles une profonde similitude d'organisation cérébrale, pour que cette réaction se soit produite sous l'influence d'une même cause avec un parallélisme aussi frappant.

Les faits de ce genre sont peu communs ; cependant il en existe dans la science quelques exemples bien authentiques. Sans émettre la prétention de les avoir tous réunis, nous allons en indiquer quelques-uns.

OBSERVATION II. — *Délire de persécution chez deux frères jumeaux. — Accès simultanés (1).*

J'ai présentement dans mon service, dit Moreau de Tours, deux frères jumeaux atteints de monomanie. Leur mère a été folle. Une tante maternelle est à la Salpêtrière. Leur sœur aînée a un fils de 19 ans remarquable par son intelligence et une singulière aptitude pour les mathématiques. Ce jeune homme est, depuis deux ans déjà, chargé seul de la comptabilité d'une des maisons de commerce les plus importantes de

____

(1) Moreau de Tours. La Psychologie morbide, pages 139 (note) et 172.

Paris. Il avait quatre ou cinq ans lorsqu'on s'aperçut pour la première fois que tout le côté gauche du corps était bien moins développé et moins fort que le côté droit. Il en est de même encore aujourd'hui, et le défaut de paralléllisme est assez sensible pour qu'on le remarque à première vue.

Ces deux jumeaux se ressemblent physiquement à tel point qu'on les prendrait facilement l'un pour l'autre. Moralement, la ressemblance n'est pas moins complète et présente les particularités les plus remarquables.

Ainsi les idées dominantes sont absolument les mêmes. Tous deux se croient en butte à des persécutions imaginaires, les mêmes ennemis ont juré leur perte et emploient les mêmes moyens pour arriver à leurs fins. Tous les deux ont des hallucinations de l'ouïe. Tristes et moroses, ils n'adressent jamais la parole à qui que ce soit et ne répondent qu'avec peine aux questions qu'on leur adresse. Ils se tiennent toujours à l'écart et ne communiquent jamais entre eux.

Un fait extrêmement curieux et qui a été nombre de fois constaté par les surveillants de la section et par nous-mêmes, est celui-ci : de temps à autre, à des intervalles très irréguliers de deux, trois et plusieurs mois, sans cause appréciable et par un effet tout spontané de la maladie, il survient un changement très marqué dans la situation des deux frères.

Tous les deux, à la même époque et souvent le même jour, sortent de leur état de stupeur et de prostration habituel, ils font entendre les mêmes plaintes et viennent d'eux-mêmes prier instamment le médecin de leur rendre la liberté. J'ai vu se reproduire ce fait, quelque peu étrange, alors même qu'ils étaient séparés l'un de l'autre par plusieurs kilomètres de distance : l'un était à Bicêtre, l'autre était à la ferme Sainte-Anne (1).

Nous voyons ici le parallélisme le plus étroit réunir dans un seul et même délire deux frères jumeaux l'un et l'autre, atteints du délire des persécutions. Ils présentaient ce phénomène paradoxal, mais qui a été signalé dans d'autres cas et pour d'autres jumeaux, d'offrir au même jour et à la même heure des exacerbations et des transformations de leur délire. Enfin, il existait, comme on l'a vu, des antécédents héréditaires, révélant manifestement l'aliénation mentale dans leur famille. Nous verrons plus loin combien est grande l'importance de ce point.

(1) Cette observation est rapportée sous une forme très abrégée, par Marcé. Traité des maladies mentales, 1862, page 106.

M. le Dr Baume a rapporté il y a vingt ans une très remarquable observation de ce genre dans les *Annales médico-psychologiques* (1). Nous croyons devoir reproduire ce fait, en raison de l'intérêt exceptionnel qu'il présente.

OBSERVATION III. — *Singulier cas de folie. — Suicide chez deux frères jumeaux. — Coïncidences bizarres.*

La pathologie mentale soulève les plus inexplicables problèmes ; le cas suivant m'a paru entre tous singulier.

Deux frères jumeaux, âgés de 50 ans, originaires de la Creuse, Martin et François, travaillaient comme entrepreneurs sur le chemin de fer de Quimper à Châtcaulin.

Martin avait donné il y a cinq ans des signes d'aliénation passagère ; il y a deux mois il subissait un nouvel accès de courte durée. Sa famille affirme qu'il n'existe aucun précédent héréditaire.

Vers le 15 janvier courant, un vol de 300 fr. fut commis au préjudice des deux frères jumeaux qui avaient placé leurs épargnes dans une malle commune.

(1) *Annales médico-psychologiques*, année 1863, t. I, page 312.

Dans la nuit du 23 au 24 janvier, François, qui logeait à Quimper, et Martin, qui habitait avec ses enfants à la Lorette (à deux lieues de Quimper), faisaient à la même heure, trois heures du matin, le même rêve, s'éveillaient en sursaut, criant : « *Je tiens le voleur, je tiens le voleur, on fait du mal à mon frère* », et se livraient, au milieu d'une grande agitation, aux mêmes extravagances, dansaient, sautaient sur le plancher. Martin s'élançait sur son petit-fils qu'il prenait pour le voleur, et l'aurait étranglé sans l'intervention de ses enfants. Son agitation devint progressive, il accusa de violents maux de tête, se dit perdu. Le 24 janvier on eut bien de la peine à le maintenir dans son habitation ; mais vers 4 heures du soir, il sortit, suivi de près par son fils ; il longea la rivière le Steir en tenant les propos les plus incohérents et il essaya de se noyer. Il en fut empêché par l'énergique résistance de son fils. Les gendarmes, munis d'un réquisitoire de la mairie voisine, amenèrent à 7 heures du soir, à l'asile, l'aliéné Martin dont l'agitation avait atteint les dernières limites.

Pendant que Martin arrivait d'emblée aux extrêmes limites d'une folie aiguë, son frère jumeau François, assez promptement calmé dans la matinée du 24, employait la journée à rechercher l'auteur du vol. Le hasard fit que vers six heures du soir il se trouva sur le passage de son frère, tandis que celui-ci se débattait furieux contre les gendarmes qui l'amenaient à l'asile. Il s'écria : « *Ah ! mon Dieu ! mon frère est perdu, ils le prennent pour le voleur, ils vont l'assassiner !* » Après quelques gestes extravagants, François se rendit à la Lorette, à l'ambulance du chantier du chemin de fer, se plaignit de *violents maux de tête, se dit perdu*, tint quelques-uns des propos incohérents de son frère et demanda à être soigné, ce qui fut fait. Se disant mieux, aussitôt après, il sortit sous le prétexte de faire des commissions, et fut se noyer à l'endroit même où, à son insu, Martin avait essayé peu d'heures auparavant de le faire. On put le retirer de l'eau, mais il ne survécut pas à sa tentative.

Martin, entré à l'asile le 24 au soir, y est mort subitement le 27 au matin.

Pendant ce court séjour, il n'éprouva aucun intervalle lucide, passa les deux premières nuits dans un état extrême d'agitation, se disant Dieu, l'empereur, etc.

Le 26, à la suite d'un bain prolongé de plusieurs heures et d'affusions froides sur la tête, il éprouva un peu de calme ; mais à 10 heures du soir, l'agitation recommença plus furieuse encore ; l'aliéné se précipita plusieurs fois la tête contre les murs, fut violent envers les veilleurs. Enfin le surveillant de la section venait de le remettre au lit, tout agité et sans que rien annonçât du changement, lorsque dix minutes après, nous entrâmes dans sa cellule où il rendait le dernier soupir en notre présence. Les moyens les plus énergiques ne purent le rappeler à la vie.

L'autopsie, pratiquée trente-huit heures après la mort, nous a fait constater une hémorragie veineuse, siégeant entre les deux feuillets de l'arachnoïde, sur la moitié postérieure de l'encéphale ; nous avons évalué à 400 grammes environ le sang épanché : il était noir, fluide ou réuni en grumeaux de peu de consistance. Cette hémorragie, conséquence probable de la surexcitation et des tentatives de l'aliéné de se briser la tête contre les murs, a dû précéder de peu d'instants la mort qu'elle a occasionnée.

Ainsi ont péri deux frères jumeaux : leur folie, développée à la suite de la même cause, a présenté à peu près les mêmes particularités, a surgi à la même heure, et se serait, à l'insu des deux aliénés, terminée par le même genre de suicide, au même endroit, si l'un d'eux n'en eût été empêché par une circonstance indépendante de sa volonté.

Il existe quelques autres exemples de folie gémellaire dans les recueils consacrés à la médecine mentale. *The Journal of mental Science*, dans ces deux dernières années, en a publié trois observations.

Le Dr Sauvage (1) en rapporte deux cas, d'une manière extrêmement abrégée et qui ne se prête à aucune analyse. Nous noterons seulement que dans l'un et l'autre cas il s'agit d'une lypémanie profonde.

M. Clifford Gill (2), dans le même numéro du journal, rapporte une observation plus étendue dans laquelle deux jeunes filles jumelles, âgées de 20 ans, présentant la ressemblance la plus grande au point de vue physique et moral, ont été frappées d'aliénation mentale presque en même temps. Chez ces deux jeunes personnes, on avait précédemment remarqué un parallélisme physiologique et pathologique porté au degré le plus remarquable. Dans un cas particulier, l'une des deux jumelles se trouvait à Scarborough

(1) *Journal of mental Science*, janvier 1883, page 539.
(2) Même recueil, page 540.

et l'autre à York ; cette dernière, souffrant d'une migraine avec embarras gastrique, fit observer à sa mère que selon toute probabilité sa sœur devait souffrir de la même indisposition, et cette conjecture s'est trouvée rigoureusement vraie. L'une des deux sœurs est actuellement atteinte d'excitation maniaque avec prédominance d'idées érotiques, l'autre d'accès de manie avec hallucinations et prédominance d'idées religieuses. Dans l'un et l'autre cas, la folie est intermittente.

Enfin, le Dr Fflintoff Mickle (1) rapporte un cas de mélancolie développée chez deux sœurs jumelles qui, comme dans tous les cas précédents, offraient une grande ressemblance physique et morale. Chez ces deux malades le délire est exactement le même ; l'une et l'autre sont atteintes de mélancolie religieuse, et s'imaginent volontiers qu'elles sont damnées ; elles ont une tendance au suicide et présentent quelques hallucinations de la vue ; mais tandis que l'une des deux sœurs a été atteinte de folie à l'âge de 29 ans, la seconde, qui après son mariage avait habité l'Amérique, tandis que sa sœur demeurait en Angleterre, n'a été frappée de la même ma-

____

(1) *Journal of mental Science*, avril 1884, page 67.

ladie que douze ans plus tard, à l'âge de 41 ans. Il est d'autant plus remarquable de voir se développer chez elle un délire absolument identique à celui de sa sœur jumelle, et des terreurs religieuses qui sont exprimées par l'une et par l'autre sœur presque exactement dans les mêmes termes.

Les faits de cette espèce sont assez peu communs, et c'est à peine s'il nous a été possible d'en réunir un petit nombre dans le cours de nos recherches : mais il est probable que les observations seraient plus fréquentes, si, dans la plupart des cas, les deux jumeaux n'étaient pas séparés lorsque les accidents viennent à se produire. Or, comme tout l'intérêt de l'observation repose sur le parallélisme entre les deux malades, on comprend que bien souvent les cas de cette espèce ont été perdus pour la science. Il est assez probable que l'attention des aliénistes une fois éveillée sur ce point, le nombre des cas observés s'augmentera rapidement, et que les faits de cette nature cesseront de paraître absolument exceptionnels.

Mais, même aujourd'hui, nous pouvons tirer des documents que nous possédons, quelques conclusions intéressantes. S'il s'agissait uniquement de considérer la folie gémellaire comme une simple curiosité à inscrire dans la liste des *casus rariores*, la science ne pourrait en retirer aucun profit vraiment sérieux : mais il n'en est certainement pas ainsi.

Il faut d'abord noter que la ressemblance entre les jumeaux peut offrir des degrés extrêmement différents.

Elle se manifeste quelquefois de la manière la plus frappante, elle est médiocrement accusée dans la plupart des cas, enfin l'on voit assez souvent des jumeaux qui diffèrent autant entre eux que les membres ordinaires d'une seule et même famille.

Or, dans toutes les observations de folie gémellaire que nous avons réunies, la ressemblance la plus étroite au point de vue physique et moral a toujours été signalée. Non seulement les traits de la physionomie, mais encore les dispositions intellectuelles et morales coïncidaient de la manière la plus remarquable, et comme dans tous les cas observés la forme du délire était essentiellement la même, tandis que la date de l'explosion des accidents coïncidait de la façon la plus évidente chez l'un et l'autre sujet (1), on est

----

(2) Nous avons rapporté une exception à cette règle, c'est le cas du Dr Mickle.

fondé à croire que dans ces perturbations intellectuelles il faut voir l'indice d'une profonde
similitude dans l'organisation cérébrale et d'un
fonctionnement physiologique marchant, pour
ainsi dire, parallèlement.

Quelquefois, comme nous l'avons vu dans le
cas de Moreau de Tours, les accès de folie éclatent au même instant chez les deux malades et
sont séparés par des intervalles de rémission
dont l'un et l'autre sujet profitent simultanément.

Si chez quelques-uns de ces malades, on constate des antécédents héréditaires, il en est d'autres dont la généalogie paraît absolument irréprochable au point de vue de l'aliénation mentale.
Il s'agit donc d'une affinité intellectuelle et morale qui dépasse les limites ordinaires de la con-
sanguinité.

Sans doute, rien n'est plus commun que de
voir le même genre de folie se développer chez
plusieurs des frères et sœurs qui sont nés de
mêmes parents et constituent une même famille,
mais presque toujours l'hérédité se retrouve à
la racine de ces manifestations maladives, et l'on
ne saurait s'étonner de voir les mêmes fruits
portés par les branches diverses issues d'un seul
et même tronc.

Les jumeaux sont des frères plus étroitement

unis que les autres. Nés à la même date, conçus dans des conditions identiques, ils ont subi les mêmes influences pendant toute la durée de la gestation, et il en est résulté dans quelques cas, sinon dans tous, une profonde analogie dans l'organisation cérébrale, dans la santé physique. Telle est la seule origine admissible de ces accidents pathologiques, qui, se manifestant au même instant, suivent chez l'un et l'autre sujet une marche absolument identique et sont caractérisés par les mêmes phases, par le même délire.

Quelques détails accessoires viennent compléter le tableau et donner plus de force à ces conclusions. L'affection, la sympathie proverbiale qui unissent les jumeaux, se retrouvent au plus haut degré chez les sujets de ces observations pathologiques ; l'influence qu'ils exercent réciproquement l'un sur l'autre est des plus évidentes au point de vue moral ; et presque toujours, pendant le cours de la maladie, le contact des deux individus a exercé de part et d'autre une influence extrêmement nuisible.

Dans les phénomènes que nous venons d'indiquer, on ne peut s'empêcher de voir une preuve toujours plus évidente de cette identité profonde de deux organisations qui réagissent l'une sur l'autre avec une si profonde intensité.

Pour résumer en un seul mot nos conclusions, nous dirons que *l'hérédité* domine la question tout entière et que la folie chez les jumeaux n'est que la manifestation la plus élevée et la plus éclatante de cette force, qui pétrit à son gré la matière vivante, et qui domine dans son ensemble toute la série des êtres organisés.

NEUVIÈME LEÇON

DU DÉLIRE AMBITIEUX

Messieurs,

Parmi les manifestations psychologiques de la folie, l'une des plus fréquentes est l'exaltation de la personnalité, l'exagération du moi. Cette perturbation mentale, nous la rencontrons dans presque toute les formes de l'aliénation mentale, mais surtout, comme vous le savez, dans la forme expansive de la paralysie générale, où le délire des grandeurs, le sentiment de satisfaction, les idées de richesse, de puissance, de force et de santé physique constituent le fond même du délire, sous une forme incohérente et contradictoire, il est vrai, mais dans laquelle nous trouvons le caractère vraiment pathognomonique de la maladie.

Mais, en dehors de la folie paralytique et des idées ambitieuses qui peuvent se manifester accidentellement, pour ainsi dire, dans le cours d'un grand nombre de maladies mentales de forme et d'origine essentiellement diverses, il existe un trouble spécial de l'intelligence où les idées d'orgueil prennent une telle prépondérance qu'elle constituent le fond même de la maladie, sans se compliquer, même au degré le plus effacé, de ces troubles de la motilité qui caractérisent la paralysie générale.

C'est la mégalomanie des Allemands, la folie des grandeurs de M. Broc, la folie avec prépondérance des idées de grandeurs de M. Foville. Il s'agit là véritablement d'un délire partiel.

Vous connaissez, Messieurs, mes opinions à cet égard, vous savez qu'avec la très grande majorité des aliénistes modernes, j'écarte la pensée de l'existence indépendante de certains troubles intellectuels. La monomanie d'Esquirol a fait son temps, et il n'y a pas lieu de la ressusciter.

Mais il s'agit, dans l'espèce, d'un délire systématisé primitif, comme diraient les Italiens, d'une idée prépondérante qui règle à son gré l'ensemble du délire, et qui mérite à ce titre une place à part.

Je pourrais, Messieurs, vous présenter à cet égard une description classique ; mais j'aime mieux me tenir sur le terrain essentiellement clinique, et consacrer cette conférence à l'histoire de deux malades, choisis parmi les plus intéressants, et vous montrer, chemin faisant, sous quels rapports ils se rapprochent et sous quels rapports ils s'éloignent du type convenu, du cadre didactique.

Le premier des deux malades dont l'histoire va nous occuper aujourd'hui, mérite à juste titre cet honneur, car c'est assurément l'un des sujets les plus remarquables qu'il m'ait jamais été donné de rencontrer, non seulement par la saveur originale de ses idées, mais encore et surtout par l'ampleur de son intelligence.

C'est à un événement des plus vulgaires que je dois l'avantage d'avoir été en rapport avec lui.

Dans l'hôtel où il occupait une chambre, quelques jeunes gens paraissent s'être amusés à le persécuter, en se livrant à des plaisanteries d'assez mauvais goût à ses dépens. Une nuit ils l'ont brusquement réveillé en faisant mine d'enfoncer sa porte, et le malade, déjà tourmenté par des idées vagues de persécution, s'est cru attaqué par des brigands et leur

a brusquement jeté le contenu d'un vase
plein d'acide sulfurique dont il se servait
pour exercer son métier de graveur. Traduit
pour ce fait devant les tribunaux, il a été
l'objet d'une expertise médico-légale, dans
laquelle il m'a été facile de reconnaître chez
lui un délire des plus exubérants et des plus
singuliers. Tel est l'enchaînement de circonstances qui l'a conduit à la clinique de Sainte-
Anne.

Je vais maintenant vous raconter son histoire,
telle du moins qu'elle ressort de ses propres
récits ; mais, pour restituer aux faits leur véritable couleur, je dois vous prévenir que chaque
incident de sa vie amène sur ses lèvres une
explosion naïve d'orgueil. Il s'accorde les éloges
les plus extraordinaires avec la plus grande
bonhomie et la plus parfaite simplicité.

Il est né d'une famille princière. Ses ancêtres
étaient princes régnants du Tyrol. Je ne trouve
point dans mes souvenirs historiques la filiation
de cette dynastie, qui n'est probablement qu'une
chimère de plus parmi toutes celles que nourrit
l'esprit de notre malade.

Depuis longtemps ses ancêtres ont perdu cette
haute position, par suite de leurs idées libérales.
Son grand-père, qui habitait l'Alsace, était un

simple particulier, remarquable seulement par sa grande longévité (il est mort à quatre-vingt-quinze ans) et par sa fécondité patriarcale ; il a eu dix-huit enfants.

Son père, homme extrêmement intelligent, au dire de notre sujet, s'est occupé surtout de métallurgie, il a fait de nombreuses découvertes qui ont eu le plus grand retentissement en Europe ; il a trouvé entre autres choses l'analyse spectrale, dont les savants allemands contemporains se sont plus tard indûment emparés.

De tous les membres de la famille, c'est le seul dont le sujet parle avec une estime voisine de l'admiration ; il n'a pour tous les autres que des paroles sévères, comme vous le verrez bientôt.

Cet homme est mort de bonne heure, à la suite d'un accident : il a laissé sept enfants. Son fils, dont nous allons vous retracer l'histoire, a quitté l'Alsace vers l'âge de trois ans pour faire son éducation en Allemagne. Il n'a été qu'à l'école primaire, qu'il a quittée à quatorze ans ; mais suivant ses propres expressions « il y a brillé comme une étoile ».

A peine sorti de l'école, son génie s'est montré au grand jour ; il a cultivé, sans autre secours que ses propres talents, les arts, les sciences et leurs applications. Un jour il entre dans un musée artistique, il y voit une statue de Niobé: il lui vient immédiatement l'idée d'en faire un modèle en plâtre; il y réussit à tel point que l'un des professeurs attachés à l'établissement, s'écrie publiquement devant ses auditeurs : « Ce jeune homme a fait en une heure ce que je serais incapable de faire en un mois. »

Messieurs, vous le savez, les professeurs n'ont point l'habitude de s'adresser de mauvais compliments devant leurs élèves. Je suis donc tenté de croire que nous assistons ici à l'amplification naïve de quelques paroles d'encouragement adressées à ce jeune homme par un maître bienveillant, mais, vous le comprenez, il nous est impossible de contrôler ici l'authenticité des faits.

La critique reprend ses droits à l'égard des découvertes mathématiques de notre sujet, parmi lesquelles il faut ranger la quadrature du cercle. Il a publié, il y a plus de trente ans, ses recherches à cet égard, et il expose encore aujourd'hui son système avec beaucoup de verve et d'originalité.

Rentré en France, il y a plus de quarante ans, après avoir voyagé dans diverses parties de l'Europe, il a continué le cours de ses exploits. Il est, nous dit-il, le père de la géologie moderne; il nous expose à cet égard un système qui semble offrir de nombreuses analogies avec celui de M. Élie de Beaumont ; mais lorsqu'on cite devant lui le nom de ce savant célèbre, il le traite comme un vulgaire intrigant, qui se serait approprié les travaux d'autrui.

Il est l'auteur d'un grand nombre d'inventions mécaniques des plus extraordinaires ; il a trouvé le moyen de diriger les ballons. Il aurait récemment découvert un nouveau principe qui doit révolutionner l'art de la navigation. Il a construit un bateau dans lequel il supprime tous les organes extérieurs ; le mouvement de propulsion est donné par un jet d'eau qui s'échappe à l'arrière, absolument comme chez les poulpes que nous voyons dans nos aquariums. Après d'inutiles négociations avec le ministère de la marine, qui n'a point su apprécier le mérite de son invention, il l'a vendue pour trois millions au gouvernement anglais, qui a versé cinq cent mille francs d'arrhes ; malheureusement cette somme lui a été dérobée par l'intermédiaire auquel il s'était adressé.

Il a fondé une Société des inventeurs, dans laquelle il jouait le rôle prépondérant. Il était chargé d'examiner toutes les inventions nouvelles, et de dresser un rapport sur le degré de mérite qu'elles présentaient.

Il a trouvé au milieu de ses occupations sans

nombre le temps d'approfondir la science des langues ; il a analysé les radicaux de quarante-deux idiomes différents, et ses recherches l'ont conduit à la découverte de la langue universelle. La seule chose qui lui manque à cet égard, est la connaissance de la langue française, qu'il parle assez incorrectement et qu'il écrit sans orthographe. Il est le premier à reconnaître et à déplorer cette lacune.

Mais c'est surtout en archéologie qu'il s'est distingué ; il a trouvé la clef de tous les hiéroglyphes, et spécialement des hiéroglyphes égyptiens. Il nous apprend que l'égyptologie a été fondée par trois hommes, Champollion, de Rougé et lui. Il rend pleinement justice à ses illustres prédécesseurs, mais il s'attribue le mérite d'avoir complété leur œuvre.

Il a passé son temps dans les musées, au Louvre et ailleurs ; il a fait des conférences publiques, auxquelles assistait une foule d'auditeurs enthousiastes, venus de toutes les parties du monde. Il compte des admirateurs passionnés parmi les grands de la terre.

Tous ses travaux, toutes ses recherches ont été publiés dans des brochures qu'il faisait imprimer à ses frais et qu'il distribuait gratuitement, avec un désintéressement digne d'un véritable savant.

Et cependant cet homme illustre, ce savant applaudi, ce grand artiste, se trouve aujourd'hui sans le sou. Lorsqu'on lui demande comment il se fait que tant de travaux et tant de recherches ne l'aient point enrichi, il répond avec beaucoup d'à-propos : « Croyez-vous qu'il soit possible de faire des inventions sur commande? On les fait parce qu'on ne peut pas s'en empêcher » Parole essentiellement vraie et profonde, et qui exprime bien la spontanéité de travail de touts les grands esprits.

Il fallait cependant vivre. Il s'est toujours tiré d'affaire par ses travaux pour les graveurs, pour les orfèvres et pour d'autres commerçants. Il donnait des « consultations » aux inventeurs; enfin, la moyenne de ses bénéfices variait de trois à huit cents francs par semaine. Il aurait pu facilement sur ce chiffre réaliser des économies, mais il a été volé par les uns et les autres, il a secouru des gens qui n'en valaient pas la peine, en un mot il s'est laissé dépouiller. L'âge est venu, l'imagination s'est refroidie et ses moyens pécuniaires ont baissé. Cependant il lui reste une vraie fortune en espérance. Il a chez lui un ouvrage orné de quatre-vingts planches gravées par lui et dont chacune est un chef-d'œuvre. S'il pouvait le publier, il aurait de quoi vivre tranquille jusqu'à la fin de ses jours : il s'agit seulement de trouver un éditeur.

Les informations que nous avons prises, nous portent à croire qu'il s'agit ici d'un rêve comme tous ceux qui sont familiers au malade. Il ne paraît jamais avoir été célèbre comme artiste, et nous croyons qu'il a toujours vécu difficilement. Mais ce qui est absolument incontestable, c'est son entier désintéressement. Il méprise la gloire comme il méprise l'argent ; il ne vit absolument que pour ses idées.

Je vous ai tracé le tableau parfaitement véridique d'un beau caractère ; notre homme est un savant désintéressé, vivant absolument dans le monde des conceptions scientifiques, insensible aux appâts vulgaires de l'ambition et de l'argent, et doué d'un caractère très bienveillant. Et cependans cet homme excellent est un profond égoïste, comme je vais vous le démontrer maintenant.

Il ne veut point avoir de relations avec sa famille, parce que ces gens, dit-il, font des enfants comme des rats et qu'il ne veut point les avoir à sa charge : il s'est brouillé depuis de longues années avec une sœur qui vivait à Paris.

Il méprise tous ses parents, qu'il appelle des crétins ; son père est le seul membre de sa fa-

mille dont il parle avec respect. Il mène une vie
solitaire et ne veut point avoir d'amis, parce
que, dit-il, ce sont des gens faibles et dont il ne
faut point s'embarrasser.

Un détail assez curieux de sa vie et qui achève
de le peindre, c'est qu'il n'a jamais tiré à la cons-
cription. Il ne faut point en conclure qu'il a voulu se soustraire à un devoir pratriotique ; mais
sa jeunesse s'est passée à l'étranger, et lorsqu'il
est rentré en France, personne n'a jamais songé
à l'inquiéter. Si donc il n'a jamais paru sous les
drapeaux, c'est, comme il le dit très naïvement,
parce qu'il n'y a jamais pensé.

Voici donc un vrai savant, un homme qui vit
dans un monde idéal, qui n'est préoccupé que
de l'étude et du développement de ses idées,
qui méprise les honneurs et la fortune, qui n'a
point, qui ne veut point avoir de famille ni
d'amis, et qui d'ailleurs est pénétré de cet orgueil gigantesque et naïf qu'on retrouve si souvent chez les savants même les plus modestes.
Que lui a-t-il manqué pour être un véritable
homme de génie ? Peut-être une éducation plus
complète ; peut-être une précision plus grande
dans les conceptions intellectuelles ; peut-être un
degré de plus dans l'énergie cérébrale.

Quant à son délire, il est dominé tout entier

par la conviction de sa suprématie intellectuelle. Cette idée, il l'exprime à chaque instant avec un orgueil naïf qui éclate dans chacune de ses paroles; mais ce qui caractérise surtout son état mental, c'est la tendance à croire qu'il a inventé tout ce dont sa mémoire lui retrace le souvenir. Il a évidemment beaucoup lu, et, remaniant à sa façon les notions diverses que lui apportaient ses lectures, il s'attribuait les conceptions générales d'Elie de Beaumont, les vues de Champollion, les travaux de nos philologues modernes. Il lui manquait ce *phénomène d'arrêt* qui nous empêche à chaque instant de rouler sur la pente de l'absurde et de nous attribuer les idées qui depuis longtemps sont devenues l'héritage commun du monde scientifique.

Remarquons d'ailleurs que sa naïveté parfaite et son entière bonne foi l'empêchent d'imiter l'exemple de tant d'illustrations modernes, qui présentent très habilement sous un déguisement nouveau les découvertes d'autrui.

Sur ce délire primitif et systématisé dès l'origine, sont venues se greffer quelques idées vagues de persécution; mais c'est là un trouble intellectuel fort accessoire et qui dérive assez naturellement du premier pour qu'il soit inutile de recourir à l'idée de deux délires juxtaposés. Remarquons seulement que fidèle à ses tendances d'exagération, il veut intenter un procès à tous les gens compromis dans son affaire, et réclamer soixante mille francs de dommages-intérêts à sa propriétaire pour le tort qu'elle lui a causé. Ce n'est donc pas un homme absolument inoffensif.

Je vais maintenant vous montrer un ambitieux vulgaire, qui, s'il vit aussi dans le monde des chimères, a rêvé les honneurs terrestres et les satisfactions de la fortune.

Son histoire est remarquable par le côté mystérieux qu'elle présente. Nous ne connaissons pas en effet le véritable nom de cet homme, dont les antécédents sont restés absolument dans l'ombre. Il dit s'appeler Pierre de Bourbon, fils du duc d'Enghien. Il a été arrêté au moment où il cherchait à renverser une statue de femme qu'il appelait « la Marianne » et qu'il fallait, disait-il, envoyer à Nice pour y être enterrée avec le corps de Gambetta. Celui-ci, disait-il, a fini comme il devait finir, par la main d'une femme.

Messieurs, nous rencontrons souvent des aliénés qui professent des sentiments royalistes, qu'ils interprètent presque toujours à leur profit. Mais tôt ou tard nous arrivons à retrouver leur vraie personnalité; tel prince est un ancien tailleur, tel souverain est un ouvrier boulanger. Un souvenir de leur ancienne condition poursuit ces malades, qui mêlent avec plus ou moins de vraisemblance les réminiscences d'autrefois avec les rêveries du présent.

Rien de pareil ici : depuis le premier jour cet homme ne s'est jamais démenti : et comme il ne reçoit point de visites, nous en sommes réduits aux réponses qu'il a formulées dans l'interrogatoire auquel il a été soumis il y a trois ans par Lasègue.

« Comment vous nommez-vous? » lui dit-on.

« Je m'appelle Pierre.

« Quels sont vos parents?

« Je suis un Bourbon, fils du duc d'Enghien et d'une princesse de Bavière.

« Quelle est votre profession ?

« Prétendant.

« Ou êtes-vous né?

« Aux Tuileries.

« Où demeurez-vous ?

« Aux Tuileries.

« Mais ce palais a été incendié sous la commune.

« Cela est absolument faux, c'est la presse radicale qui a répandu ce bruit. »

Impossible d'en tirer d'autres renseignements. Nous savons seulement qu'il prétend succéder au comte de Chambord, qui vit toujours, car ce sont les journaux républicains qui ont répandu la fausse nouvelle de sa mort; qu'il possède une fortune de deux cents millions déposés à la Banque de France, et qu'il se croit actuellement enfermé comme prisonnier d'état dans un château fort. Cette prison, c'est l'Asile Sainte-Anne.

C'est en vain que nous lui faisons observer que, dans l'ordre de succession légitime, la branche d'Orléans devrait passer avant le duc d'Enghien, il nous répond imperturbablement que Philippe VII est un usurpateur.

Nous constatons sans peine qu'il est un ouvrier. En effet, malgré sa physionomie fine et sa tournure élégante, il a les mains calleuses d'un homme habitué au travail manuel.

Il s'est d'ailleurs soumis sans peine aux règles de la maison, et travaille assidument à l'atelier. Quand on lui demande comment un prince peut s'assujettir à des occupations si peu dignes de lui, il répond : « C'est pour donner le bon exemple à mes sujets. Louis XVI n'a-t-il pas été serrurier ? »

Il assiste très régulièrement à la messe, vit en bons termes avec son entourage, et ne varie jamais dans ses prétentions, qu'il soutient avec beaucoup d'esprit et quelquefois avec une véritable éloquence.

Il y a donc ici substitution complète d'une personnalité à une autre.

Il n'est donc pas vrai de dire, avec Spielmann, que la personnalité ancienne subsiste toujours à côté de la nouvelle. Le fait est vrai pour la très grande majorité des fous ambitieux, et surtout pour les persécutés ; mais enfin, cette règle générale comporte des exceptions, et je vous en présente une ici.

Comparez à ce type celui d'un autre malade, ancien forgeron, qui se dit successeur de Napoléon III. Il a réuni par un ingénieux roman les deux principes opposés. Il est, dit-il, le fils naturel de l'Empereur. Or, son fils légitime, le prince impérial, ayant péri à la guerre, il est devenu, lui l'ancien forgeron, l'héritier légitime du trône de « *papa trois* ». Ses droits sont reconnus par l'impératrice ; il est en communication constante avec « *maman Eugénie* », qui lui envoie de ses nouvelles à travers les murs.

Sur ce fond, une fois établi, il brode des variations nombreuses ; mais, comme on le voit, il marie par une transition subtile, son existence ancienne à la condition nouvelle qu'il s'est octroyée.

C'est qu'en effet la puissance logique est le trait caractéristique des vrais mégalomanes. Quelle que soit la déchéance intellectuelle dont ils sont frappés, il conservent le pouvoir d'enchaîner des idées, ils sont aptes à saisir les moindres contradictions, ils savent coordonner leur délire. C'est un travail raisonné et réfléchi, auquel ils apportent toutes les forces de leur intelligence malade. Ils étudient les objections qui peuvent leur être adressées ; ils cherchent d'avance les réponses qui pourront en triompher; ils font à leur ouvrage des additions et des retranchements; et voilà pourquoi, lorsqu'on entreprend de discuter avec eux, on les trouve armés de pied en cap, inaccessibles à tout raisonnement, et figés dans leurs idées fixes. On voit combien les aliénés de cette espèce différent de nos paralytiques, dont l'orgueil naïf se prête aux contradictions les plus visibles, et dont la tenue contraste le plus souvent avec leurs aspirations.

Le mégalomane, au contraire, se compose une attitude avec le rôle qu'il s'est attribué. Il marche la tête haute; il veut en imposer; il exige le respect, et tout en lui respire un profond orgueil.

Vous avez vu depuis longtemps à la clinique une vieille dame qui se fait appeler « *la reine Couchet* », tel est le titre assez bizarre qu'elle a choisi. Elle prétend descendre d'une reine de ce nom, et en vertu de cette origine illustre, elle veut monter sur le trône de France pour faire cesser les malheurs de la patrie, et pour consolider son pouvoir elle veut épouser le duc de Nemours.

Jusqu'ici, nous ne voyons dans ce délire qu'une manifestation individuelle du type classique de la folie ambitieuse ; mais ce qui caractérise essentiellement la reine Couchet, c'est le profond sentiment qu'elle a de sa grandeur : son air, ses manières, son langage, tout en elle, respire la dignité. Elle se montre préoccupée, avant toutes choses, de tenir son rang. Un jour que plein d'autres soucis je passais rapidement devant elle, se dressant rapidement devant moi, elle me dit : « Depuis quand M. Ball a-t-il oublié de me saluer ? » Un autre jour elle vint se plaindre très vivement qu'elle n'était dans l'asile l'objet d'aucune distinction, et qu'on la traitait « comme tout le monde ».

« Et pourquoi, lui dis-je, vous traiterait-on autrement que vos compagnes ?

« Comment! me dit-elle, ne suis-je pas une reine ? »

Par un effet naturel des idées qu'ils nourrissent, les aliénés de ce genre sont d'une libéralité sans borne, en parole du moins. L'un promet à ses interlocuteurs des places, des honneurs, des dignités, pourvu qu'ils parviennent à le faire mettre en liberté ; l'autre se répand en promesses d'argent ; il doit faire la fortune de tous ceux qu'il entoure. Ces promesses se soldent généralement en monnaie de singe : mais il n'en est pas toujours ainsi. Trélat cite l'observation d'un aliéné ambitieux et pourvu d'une assez belle fortune, qui s'occupait de toute sorte d'affaires, et cherchait les gens qui avaient besoin d'argent pour leur en prêter, non par bienveillance, mais par orgueil. Ce genre de délire n'est pas assez commun, me direz-vous. Mais je vous ferai observer que si cet aliéné faisait le bonheur de son entourage, il ne faisait pas celui de sa propre famille.

C'est précisément ici le cas de noter cette antipathie pour la famille, cette aversion pour les proches, qui règne si souvent chez les ambitieux, même quand ils ne sont pas imbus d'idées de persécution. Un mégalomane, en effet (s'il n'a pas perdu comme Pierre de Bourbon, tout souvenir de son existence antérieure), est gêné par sa famille et ses proches, c'est un parvenu qui rougit de son origine et qui cherche à en écarter les souvenirs importuns.

Nous avons parlé aujourd'hui des ambitieux

expansifs, de ceux qui proclament bien haut leur délire et ne cherchent nullement à le dissimuler : mais il est d'autres ambitieux, animés d'un profond esprit de réticence, et qui cachent soigneusement leurs conceptions délirantes.

Il faut les surprendre dans un moment d'abandon, et recueillir un aveu qui ne se renouvellera peut-être jamais dans le cours de leur existence. Mais si leur méfiance est difficile à endormir, si elle paralyse l'expression de leurs sentiments intimes, ils n'en sont pas moins attachés à leurs idées fixes, ils n'en sont peut-être que plus obstinés dans leurs convictions insensées, et leur silence ne doit point en imposer à l'observateur.

En dehors de la mégalomanie proprement dite, les idées ambitieuses peuvent se rencontrer dans presque toutes les formes de maladies mentales et plus spécialement chez les faibles d'esprit, chez les fous circulaires à la période d'excitation, enfin chez les persécutés quand l'évolution de leur délire est sorti de sa première phase. Mais en laissant de côté ces états morbides où les idées orgueilleuses viennent se greffer sur un autre tronc, et ne constituent pas le fond même du délire, il faut reconnaître qu'il existe une forme spéciale, une espèce morbide distincte dans le cadre psychopathique, dont l'exaltation de l'orgueil constitue la base fondamentale.

Les sujets de ce genre, pour la plupart entachés d'un vice héréditaire, jouissent en général d'une organisation aussi solide au physique qu'au moral. Destinés, pour la plupart, à vivre long-temps, ils ne versent que difficilement dans la démence; ils conservent pendant de longues années leurs facultés intellectuelles : mais par contre ils sont absolument incurables, sauf à la première période, où leurs idées encore flot-tantes peuvent se modifier. Plus tard il n'est plus temps.

Je vous en ai montré au début de cette confé-rence deux exemples frappants. S'il faut rendre justice à l'intelligence de ces deux sujets, s'il faut reconnaître que leurs facultés ne semblent offrir aucun amoindrissement, par contre il faut avouer que leur délire semble complètement inguérissable, car il est arrivé à faire partie inté-grante de leur organisation.

DIXIÈME LEÇON

LE DUALISME CÉRÉBRAL

Messieurs,

Je me propose de consacrer les premières leçons du cours de cette année (1883-84) à l'étude des troubles du langage qui couvrent un si vaste espace en pathologie cérébrale ; et pour ne point déserter le sentier habituel de notre enseignement, c'est surtout au point de vue psychologique que je veux traiter la question.

En effet, si les troubles du langage se rattachent par certains côtés à la pathologie ordinaire, ils relèvent directement, sous d'autres rapports, de la médecine mentale.

Il serait impossible, en effet, d'exagérer l'importance du langage dans l'ensemble harmonique des facultés intellectuelles. Il ne s'agit pas seulement ici d'un simple moyen d'expression ; le langage, il faut bien le reconnaître, est surtout un moyen de perfectionnement de la pensée. Il n'est pas seulement l'instrument principal des progrès accumulés depuis tant de siècles par les sociétés civilisées ; il est aussi, il est surtout la marque essentielle, le caractère distinctif de l'intelligence humaine.

Voilà pourquoi les aphasiques, sans être des aliénés, appartiennent incontestablement au domaine de l'aliénation mentale. S'ils ne sont pas fous au sens ordinaire et médico-légal du mot, ils n'en sont pas moins des amputés de l'intelligence ; et à ce titre, ils méritent toute notre attention.

Mais avant d'étudier les troubles du langage, il nous faut toucher à une question plus haute et plus vaste encore, s'il est possible.

Le fait capital qui domine toute l'histoire de l'aphasie, c'est la découverte fondamentale des deux Dax et de Broca, qui, réduite à son expression la plus simple au point de vue clinique, peut se formuler ainsi : « L'aphasie coïncide toujours ou presque toujours avec une paralysie du côté droit. » Sans doute, préoccupé avant tout de la doctrine des localisations cérébrales, Broca a surtout cherché à trouver un centre pour la faculté du langage, et ce centre, il l'a localisé dans la circonvolution qui porte aujourd'hui son nom. Mais ce que nous voulons retenir pour le moment, c'est que la circonvolution de Broca est située dans l'hémisphère gauche ; il en résulte cette conséquence impossible à éviter que les deux hémisphères ne jouissent point des mêmes facultés et ne président point aux mêmes fonctions. C'est presque malgré lui que ce grand observateur s'est résigné à la nécessité de formuler un paradoxe qui devait soulever contre ses idées une opposition des plus violentes. Mais une fois entré dans cette voie, il y a marché résolument. Pour bien comprendre les orages qu'a soulevés cette doctrine, il faut se reporter aux idées si brillamment exposées par notre immortel Bichat, dans ses *Recherches sur la vie et la mort*. Dans ce livre célèbre, où il a posé la distinction entre la vie de relation et la vie organique, il s'attache à prouver que la symétrie parfaite de la synergie absolue des centres nerveux est la condition fondamentale du fonctionnement régulier de vie animale; et ce parallélisme, qu'il exige au point de vue de la précision des impressions sensorielles, il l'étend jusqu'au fonctionnement des facultés cérébrales. « Nous voyons de travers, dit-il, si la nature n'a mis de l'accord entre les deux yeux; nous percevons et nous jugeons de même si les hémisphères sont naturellement discordants. » On sait qu'à l'autopsie de Bichat on trouva la faux du cerveau déplacée et l'un des deux hémisphères notablement plus volumineux que l'autre. Cette disposition anatomique, si contraire à la doctrine de Bichat, semble expliquer dans une certaine mesure la supériorité intellectuelle de ce grand homme. Il pensait avec son grand hémisphère et vivait sans doute avec le petit. Toutefois, si l'idée de la symétrie comme condition nécessaire du fonctionnement cérébral régulier a été bientôt abandonnée, on a pensé pendant longtemps que les deux hémisphères, comme les deux yeux, remplissaient les mêmes fonctions et pouvaient se suppléer réciproquement. On sait, du reste, que Flourens attribuait à toutes les régions de de l'écorce cérébrale les mêmes fonctions, les mêmes privilèges et le même genre d'activité. Aussi l'idée de l'unité du fonctionnement du cerveau est tellement enracinée parmi nous, que ce n'est que lentement, péniblement et par degrés que nous avons pu nous en déshabituer.

Et pourtant, comme il arrive presque toujours,

la doctrine du dualisme cérébral a eu ses précur_
seurs, qui, s'ils ne sont pas entrés dans la terre
promise, en ont du moins ouvert le chemin.
Sans vouloir en dresser ici le catalogue, je tiens
à vous signaler l'ouvrage si remarquable de
Wigan, intitulé : *Duality of mind*, c'est-à-dire le
Dualisme de l'esprit. L'auteur voulait en réalité
parler du dualisme cérébral, mais il n'a point osé
arborer ce titre, parce qu'il écrivait en 1840 et
en Angleterre. A cette époque, et dans ce pays, il
fallait être spiritualiste à tout prix, et les aliénistes faisaient les derniers efforts pour éviter le
reproche de matérialisme qu'ils redoutaient au-
dessus de tout. Les temps sont bien changés, et
c'est l'inverse qui existe aujourd'hui. Question
de mode, comme vous le voyez.

Il n'en est pas moins vrai que, dans le livre
de Wigan, il est continuellement question de
deux hémisphères ; l'auteur va jusqu'à prétendre
que c'est une erreur fatale de langage de dire *le
cerveau* : il faudrait dire les deux cerveaux. Il
insiste sur l'indépendance du fonctionnement des
deux hémisphères, il rapporte des exemples de
dédoublement intellectuel semblables aux faits si
remarquables rassemblés depuis par mon ami le
docteur Luys et condensés dans la thèse d'un de
ses élèves, M. le docteur Descourtis. Laissez-moi

vous citer un des cas les plus probants parmi
ceux qu'a observés Wigan. Un ecclésiastique
anglican vient un jour le trouver et lui tient à
peu près ce langage : « Monsieur, je suis un mi-
sérable ; je me suis lancé dans des spéculations
véreuses où j'ai compromis non seulement ma
fortune, mais celle de mes meilleurs amis; je
suis accablé de remords, le repos m'échappe, et
je suis constamment poursuivi par le souvenir de
ma culpabilité. Et pourtant, monsieur, rien de
tout cela n'est vrai; je suis un ecclésiastique de
mœurs pures et d'une conduite irréprochable, je
n'ai jamais spéculé et je ne dois rien à personne.
Je vous en supplie, tirez-moi de cette incertitude
qui fait mon désespoir. » Chez ce malade, les
deux hémisphères semblent avoir fonctionné
contradictoirement.

Poursuivant la démonstration de sa thèse,
l'auteur emprunte une observation très judi-
cieuse à Solly. « Il est plusieurs cas, dit-il, de
lésions unilatérales du cerveau, dans lesquels
l'intelligence a conservé toute son intégrité, mais
il n'est pas un seul cas de lésions profondes des
deux hémisphères sans abolition plus ou moins
complète des facultés intellectuelles. »

Wigan développe donc avec beaucoup de
force et de logique l'idée qui a inspiré ce si beau

vers à Racine : « *Je sens deux hommes en moi.* »
Le dédoublement de la personnalité, qui joue un
si grand rôle dans certaines formes d'aliénation
mentale, lui fournit des arguments d'une haute
valeur. Mais il a complètement méconnu la différence de fonction qui sépare le cerveau gauche
du cerveau droit; et c'est là précisément ce
qui constitue la partie la plus originale et la plus
scientifique de la doctrine du dualisme cérébral.

Messieurs, il existe, même dans l'espèce humaine, des êtres que le hasard de la naissance
a plus ou moins complètement soudés ensemble;
ils ont jusqu'à un certain point un même corps,
mais ils possèdent deux têtes dont chacune a
son intelligence et sa volonté parfaitement indépendante. C'est là un sujet d'étonnement et d'admiration pour tous ceux qui n'ont point suffisamment réfléchi au mécanisme des fonctions
intellectuelles. Mais je vais vous montrer un
phénomène bien plus remarquable encore, c'est
la réunion de deux cerveaux indépendants dans
une seule et même tête, sous un seul et même
crâne. Nous sommes tous bicéphales, nous avons
deux cerveaux indépendants chargés de fonctions différentes : l'hémisphère droit et l'hémisphère gauche. Occupons-nous d'abord de ce
dernier.

Il est un fait de la plus haute importance en histoire naturelle et qui peut assurément se placer à côté des caractères les plus importants qui servent à différencier les espèces. C'est la prépondérance incontestable, chez toutes les races humaines, du côté droit sur le côté gauche, et en vertu de l'entre-croisement des pyramides, cela revient à dire que l'immense majorité des hommes sont gauchers du cerveau ; ils agissent surtout avec l'hémisphère gauche.

Le bras droit représente la force ; la main droite représente l'adresse ou pour mieux dire l'intelligence dans le mouvement. Dans tous les pays du monde, cette prépondérance est tellement évidente que les outils qui servent aux diverses professions sont construits de manière à être saisis de la main droite : il en résulte quelquefois une conformation très particulière que connaissent tous les hommes du métier.

Dans quelques cas, les deux mains travaillent ensemble et se prêtent un mutuel appui, mais alors c'est toujours la main droite qui a le rôle le plus noble, et la main gauche qui accepte le rôle sacrifié. On sait par exemple que les morceaux de musique composés pour le piano attribuent toujours les effets les plus importants, ceux qui exigent autant de force que de souplesse, à la

main droite, tandis que la main gauche sert toujours à l'accompagnement (1).

Toutes les nations ne jouent pas du piano,
mais tous les hommes font la guerre. Or, chez
les anciens et chez les races qui ont conservé
leur manière primitive de combattre, c'est toujours la main droite qui tient l'épée ou qui bran-
dit la lance, tandis que la main gauche est
chargée du bouclier. La tactique assez compli-
quée des anciens s'appuyait sur cette donnée
fondamentale : et même dans la tactique des
modernes, c'est la main droite qui joue le rôle
le plus important dans le maniement du fusil.

Il est à peine nécessaire de rappeler que pour
la couture, l'écriture, les arts, c'est encore la
main droite qui s'empare du rôle prépondérant.

Sans doute, il existe des gauchers, mais ce ne
sont que des droitiers retournés. En effet, le point
important que je cherche à mettre en lumière, ce
n'est point la prépondérance de l'hémisphère gauche sur l'hémisphère droit : c'est la supériorité
de l'une des deux moitiés de l'organe. En général, l'homme choisit le cerveau gauche : dans
quelques cas exceptionnels, il donne la préfé-

____

(1) Dans le langage technique, on dit que la main droite
exécute le *chant*, et la gauche la *basse*, qui est un accompagnement.

6**

rence au côté droit ; mais, ce qu'il faut constater avant tout, c'est que l'homme n'est point naturellement ambidextre comme les animaux ; il est essentiellement unilatéral.

Les superstitions antiques semblent consacrer dans une certaine mesure cette préférence instinctive de notre espèce. Chez les Grecs et les Romains, les présages qui se produisaient du côté droit (l'approche d'une bande d'oiseaux par exemple) étaient considérés comme favorables ; s'ils se produisaient au contraire du côté gauche, leur signification était hostile. Les nations modernes se sont dégagées, il est vrai, des superstitions de l'antiquité ; mais dans plusieurs langues de l'Europe les idées de rectitude, d'orthodoxie et de justice se rattachent directement à l'idée de prépondérance de la main droite, et nous lui devons en anglais (1), en allemand et en français le mot le plus élevé que possèdent les langues humaines : le *droit*.

Ainsi la supériorité de la main droite, se traduisant d'abord dans toutes les œuvres manuelles de l'homme, a fini par pénétrer dans le domaine moral, et par modifier le langage, après avoir perfectionné les outils.

____

(1) En anglais, *the Right* ; en allemand, *das Recht*.

Le fait capital qui ressort de toute cette série d'observations, c'est que l'homme emprunte, pour les œuvres délicates, pour les travaux intelligents, le cerveau gauche, et pour les œuvres grossières, les deux hémisphères à la fois. Si la tyrannie de l'éducation continue à plier sous le joug les sujets qui semblent échapper à la règle, cela prouve une fois de plus qu'ils subissent la loi du nombre.

Il existe un certain nombre de faits authentiques dans lesquels on a vu l'hémisphère droit remplacer dans toutes ses fonctions le côté gauche du cerveau, qui pendant les premièrees années de la vie avait subi une atrophie pathologique.

L'un des faits les plus remarquables de ce genre est l'observation de Cruveilhier. Chez un homme d'une qurantaine d'années, qui depuis son enfance avait présenté une contracture du côté droit, on trouva à l'autopsie une atrophie de l'hémisphère gauche, tandis que le côté opposé du cerveau offrait les dispositions normales et le volume habituel de l'organe. Or, chez cet homme, non seulement la faculté du langage était intacte, mais encore les facultés intellectuelles et l'adresse nécessaire pour exercer un travail lucratif étaient parfaitement conservées. Il remplissait donc avec le cerveau droit toutes les fonctions qui d'habitude sont dévolues à l'hémisphère gauche.

Il serait très facile de multiplier les exemples de ce genre. Contentons-nous de rappeler le cas si remarquable de Moreau de Tours, le cas analogue rapporté par feu le professeur Parrot, enfin l'observation plus récente de Schæfer de Lorrach.

Les observations que nous venons de rappeler et dont il serait facile d'augmenter le nombre, démontrent jusqu'à l'évidence le pouvoir qu'ont les deux hémisphères de se substituer réciproquement l'un à l'autre, à la condition toutefois que l'éducation de l'organe soit commencée à l'époque où, son évolution n'étant pas encore terminée, il est susceptible d'acquérir les facultés qui lui manquent. Plus tard, quand les positions sont prises, quand l'évolution est terminée, quand les habitudes sont adoptées, il est très difficile, pour ne pas dire impossible, de *transposer* l'intelligence, et ce n'est que d'une manière assez boiteuse que la suppléance peut s'effectuer. C'est surtout alors que les faits pathologiques mettent en lumière la spécialisation de l'un des deux hémisphères, et vous me permettrez de dire la supériorité de l'hémisphère gauche, puisqu'elle répond à l'immense majorité des faits.

Il existe sous ce rapport une profonde différence entre l'homme et les êtres les plus rapprochés de lui. Tous les animaux sont ambidextres, et c'est même une des conditions de leur agilité. C'est avec la même adresse qu'un chat se sert du côté gauche ou du côté droit pour bondir, pour courir et pour attraper sa proie. — Le singe, de tous les animaux le plus adroit, se sert indifféremment de ses quatre mains et peut même utiliser sa queue prenante. Il en résulte une facilité de mouvements qui le rend très supérieur même aux oiseaux, et tous les naturalistes s'accordent pour dire qu'au milieu de leur forêt natale, les singes paraissent voler de branche en branche plutôt que bondir. Mais la condition même de cette supériorité physique, c'est l'équivalence des deux côtés. Nous savons bien que quelques observateurs, entre autres Ogle, ont prétendu que certains singes se servaient de préférence du côté droit. Si le fait existait, nous y verrions un phénomène de transition qui servirait dans une certaine mesure de confirmation à la thèse que nous défendons, car, quelle que soit l'opinion que l'on peut se faire sur l'origine de l'homme, il est incontestable que les singes sont pour nous des parents pauvres dont on peut rougir quelquefois, mais qu'il n'est pas permis de désavouer.

Remarquons ici que la spécialisation est en tout la loi du progrès. Dans les sociétés primitives, l'homme exerce tour à tour tous les métiers : dans les pays civilisés, la division du travail devient une règle chaque jour plus impérieuse, et c'est incontestablement à ce système fécond que les sociétés modernes doivent leur supériorité.

Nous voyons se manifester ici dans l'ordre social l'action d'une loi qui régit la nature tout entière. La spécialisation des organes est, chez les êtres vivants, la loi du progrès. Les gelées informes qui rampent aux degrés les plus infimes de l'échelle organique n'ont, pour ainsi dire, qu'un seul organe, car le corps tout entier possède la faculté de s'assimiler les objets qu'il embrasse. A mesure qu'on s'élève dans l'échelle des êtres, on voit apparaître des organes spéciaux, et l'un des exemples les plus frappants de ce perfectionnement organique est la distinction des sexes, qui n'existe que chez les animaux supérieurs.

De tous les êtres vivants, l'homme est incontestablement celui qui a le plus complètement spécialisé ses organes; il a poussé ce système jusqu'à choisir l'une des moitiés du cerveau pour penser, pour parler et pour agir, tandis que l'autre moitié paraît surtout consacrée à la vie végétative, et ne sert pour ainsi dire dans l'existence active qu'à soutenir l'action de son aînée. Or, s'il est vrai que la spécialisation des organes les élève en dignité, il est permis de croire qu'il existe un rapport direct entre le choix d'un hémisphère et la supériorité de l'intelligence chez l'homme. Il est le premier des animaux, il est « le roi de la création », non pas, comme le disaient les philosophes du siècle dernier, parce qu'il a une main, mais parce qu'il a une *main droite*. On ne me reprochera point de mettre ici l'outil avant l'ouvrier et d'attribuer aux instruments de l'intelligence ce qui n'appartient qu'à l'intelligence elle-même. Je considère la prépondérance de la main droite non pas comme la cause de la supériorité de l'homme, mais comme la conséquence la plus immédiate, comme le signe le plus éclatant de sa prééminence morale.

Si l'hémisphère droit paraît jouer un rôle moins brillant que son congénère, il n'en possède pas moins des facultés qui lui sont propres, et qui peuvent empiéter dans une certaine mesure sur le domaine intellectuel et moral. On a supposé qu'il présidait surtout aux actes de la vie trophique. C'est là une hypothèse qui n'est point encore démontrée, mais il est permis peut-être de croire qu'il joue un rôle prépondérant dans les phénomènes affectifs. M. Luys a fait observer le premier que les sujets frappés d'hémiplégie du côté droit étaient beaucoup plus émotifs que les autres; ils semblent avoir perdu le pouvoir de réprimer leurs émotions, tout en ayant conservé leur intelligence. Depuis que mon attention a été appelée sur ce point, j'ai constaté plus d'une fois l'exactitude de cette observation ; les hémiplégiques gauches dont j'ai réuni un grand nombre dans mon service, présentent à un degré très remarquable cette tendance à s'émouvoir qui nous frappe si souvent dans les affections cérébrales. Par contre, il est incontestable que les hémiplégies du côté droit sont d'un pronostic beaucoup plus grave pour l'intelligence. Cette double règle est sujette à un grand nombre d'exceptions, comme la plupart des règles qu'on a pu formuler en pathologie cérébrale. Il n'en est pas moins vrai qu'elle répond à ce que nous observons dans l'immense majorité des cas.

Les considérations que je viens d'exposer, permettent de comprendre dans une certaine mesure le dualisme des actions intellectuelles.

Dans un ordre d'idées auquel j'ai déjà fait allusion, M. Luys trouve un exemple frappant de cette action indépendante des deux moitiés cérébrales, qui peuvent agir simultanément en manœuvrant pour ainsi dire sur des terrains

différents. On sait que les pianistes interprètent
la portée de la main gauche en clef de *fa* et la
portée de la main droite en clef de *sol*, de telle
sorte que les deux hémisphères exécutent un
travail fort compliqué, dans lequel chacun d'eux
lit et traduit un texte écrit en deux langues
différentes. Sans doute la puissance de l'éducation vient ici en aide à la nature, et l'automatisme cérébral rend simple et facile un effort
qui semble pénible et difficile à ceux qui n'ont
point acquis cette puissance artificielle; mais au
début il a fallu un travail soutenu, une adaptation
progressive, et à cette période de l'évolution
psychique, ce n'était point l'automatisme qui se
trouvait en jeu, mais bien le dualisme volon-
taire et forcé de l'activité cérébrale.

Il est difficile de résister à la tentation d'appliquer cette doctrine aux faits si nombreux de
pathologie mentale où nous rencontrons un
dédoublement manifeste de la personnalité.
Nous savons depuis longtemps que la folie n'est
pas toujours un mal qui s'ignore lui-même, que
beaucoup d'aliénés ont conscience de leur délire
et qu'ils déplorent, pour ainsi dire, les écarts de
leur intelligence. On sait que chez beaucoup de
nos malades, on voit coexister des idées absolument contradictoires. Tel était cet aliéné, qui

distribuait libéralement des millions imaginaires, mais qui refusait de laisser toucher aux trente francs qu'il avait bien réellement déposés à la Caisse d'épargne. Tels sont surtout les impulsifs qui, poursuivis par la tentation de commettre un crime, résistent de toutes les forces de leur être moral à l'idée qui les obsède et viennent souvent implorer les secours du médecin.

Un jeune homme que j'ai eu l'occasion de vous présenter et chez lequel des hallucinations persistantes de la vue et de l'ouïe jouaient le rôle principal, nous a présenté, à un degré fort remarquable, ce dédoublement étrange de la personnalité qui constitue un des meilleurs arguments en faveur du dualisme cérébral.

Pendant un voyage dans l'Amérique du Sud, il fut atteint d'une insolation qui le rendit gravement malade ; il resta sans connaissance pendant un mois. Peu de jours après il reprit ses sens, il entendit distinctement une voix d'homme, nettement articulée, qui prononça la phrase suivante : « Comment allez-vous aujourd'hui ? » Le malade répondit et une courte conversation s'engagea. Le lendemain la même question est répétée. Cette fois le malade regarde et ne voit personne dans la chambre. « Qui êtes-vous ? » dit-il. — « Je suis M. Gabbage, » répond la voix. Quelques jours

plus tard, le malade entrevit son interlocuteur ;
à partir de cette époque, il s'est toujours présenté sous les mêmes traits et le même costume.
Il le voit toujours de face, mais en buste seulement ; il est constamment en habit de chasse ;
c'est un homme vigoureux et bien fait, de
trente-six ans environ, avec une forte barbe ;
le teint est châtain foncé, les yeux grands et noirs,
les sourcils fortement dessinés.

Poussé par une curiosité bien légitime, notre
malade aurait voulu connaître la profession, les
habitudes et le domicile de son interlocuteur;
mais cet homme ne consentit jamais à donner
sur lui-même d'autres renseignements que son
nom. Plus tard, notre jeune homme con-
sulta tous les recueils d'adresses de l'Angleterre,
de la France, de l'Europe et de l'Amérique, sans
parvenir à satisfaire sa curiosité. Mais bientôt son
interlocuteur tyrannique, non content de trou-
bler son sommeil et de fatiguer son esprit par
des questions incessantes, en vint à lui conseiller, ou plutôt à lui commander les actes les
plus étranges et les plus insensés. Un jour il
lisait tranquillement son journal devant un feu
ardent. Tout à coup Gabbage lui ordonne de jeter
dans les charbons sa chaîne et sa montre : il
obéit aussitôt et ne se retira qu'après avoir cons-

taté leur destruction complète. Un autre jour, à Montevideo, se trouvant auprès d'une dame dont le jeune enfant était indisposé, il reçut le conseil de faire prendre à cette jeune femme une dose élevée de *chlorodyne* et d'en administrer une double dose à l'enfant. Celui-ci mourut au bout de quelques heures; la mère fut gravement malade, mais elle parvint à guérir de son empoisonnement.

Un autre jour, il reçut l'ordre de se jeter par la fenêtre, de la hauteur d'un troisième étage; il obéit immédiatement, et ne put s'empêcher de reconnaître que Gabbage lui donnait d'assez mauvais conseils, au moment où il se contusionnait sur le pavé.

Un jour que je m'entretenais avec lui au sujet de ses impulsions, il me dit : « Vous n'êtes pas au courant de la science, vous paraissez ignorer qu'on a souvent deux cerveaux dans la tête. C'est précisément ce qui m'arrive. Gabbage a le cerveau gauche et moi je possède le cerveau droit. Malheureusement, c'est toujours le côté gauche qui l'emporte, et voilà pourquoi je ne puis pas résister aux conseils de cet homme, qui paraît être un mauvais esprit ou tout au moins un personnage malveillant. »

Cette conviction était si bien enracinée chez

lui qu'un jour, après s'être laissé faire une injection sous-cutanée de morphine, il dit à l'interne qui venait de pratiquer cette petite opération : « Vous avez commis une erreur, vous avez fait l'injection du côté de Gabbage, elle ne produira donc aucun effet sur moi. »

Ce malade a quitté la clinique depuis longtemps, mais j'ai appris qu'il était toujours dans le même état d'hallucination et qu'il continuait à subir l'influence de son persécuteur.

Voilà donc un cerveau dont les opérations paraissent bien nettement dédoublées, et l'on croirait volontiers, suivant la théorie du malade lui-même, que l'un de ces hémisphères est en plein délire, tandis que l'autre le regarde avec compassion.

Mais je ne veux point m'embarquer sur l'océan des hypothèses ; il me suffit de vous avoir laissé entrevoir le vaste horizon qui se déroule devant nous et les conséquences que l'on pourrait déduire au point de vue psychologique et pathologique de la doctrine du dualisme cérébral. Pour rester dans le domaine des faits positifs, je crois pouvoir affirmer l'indépendance des deux hémisphères et répéter avec Wigan : « C'est une erreur funeste de dire le cerveau ; il faut dire les deux cerveaux. »

BALL. — La Morphinomanie.   7

Aux idées que je viens de développer, on pourrait opposer d'innombrables objections de détail. Ce n'est point ici le lieu d'y répondre ; nous les discuterons plus tard, dans une autre partie de ce cours. Je tiens seulement à répondre d'avance à une accusation qui pourrait m'être intentée et que je ne crois point avoir méritée, On me reprochera peut-être d'avoir oublié la solidarité étroite qui réunit les divers centres de l'encéphale, et cette sorte de fraternité physiologique qui leur permet de venir réciproquement en aide les uns aux autres et d'exercer les uns sur les autres une influence des mieux démontrées. Rien ne saurait être plus éloigné de ma pensée qu'une semblable hérésie. Si j'ai défendu devant vous le principe de l'indépendance, je ne méconnais nullement les droits de la coordination. Les diverses régions de l'encéphale peuvent fonctionner isolément, mais elles sont créées pour s'entendre. L'harmonie est la loi supérieure qui domine les actions de cet appareil si compliqué et qui en gouverne tous les mouvements. Si dans l'état pathologique nous voyons se produire des divergences, des révoltes et des actes d'insubordination, il n'en est pas moins vrai qu'à l'état normal les diverses régions des centres nerveux doivent nécessai-

rement se prêter la main pour accomplir leur
tâche commune ; et, pour que la raison conserve son empire, il faut que les chevaux qui
traînent son char marchent toujours d'un pas
égal (1).

(1) Dans un intéressant travail sur la prépondérance de la
main droite, M. le professeur Sigerson, de Dublin, arrive à la
conclusion que l'homme primitif était ambidextre ; mais
que le principe de la division du travail a graduellement
développé la prépondérance du côté droit (c'est-à-dire de
l'hémisphère gauche). C'est là, comme on le voit, à peu de
chose près la thèse que nous soutenons ici.

Le mémoire de M. Sigerson a paru dans les *Proceedings
of the Royal Irish Academy*, sect. II, vol. IV (Science), 1884.

DE LA RESPONSABILITÉ PARTIELLE

DES ALIÉNÉS

Le retentissement d'un procès célèbre a ramené l'attention des magistrats, du barreau et des aliénistes sur la question longtemps et vivement controversée de la responsabilité partielle des aliénés dits criminels. Cette question, qui n'a pas encore reçu une solution définitive, nous avons l'intention, après tant d'autres observateurs, de la discuter de nouveau; mais, avant d'aborder le problème dans son ensemble, nous allons exposer le fait si remarquable qui vient de lui donner un regain d'actualité, s'il est permis de s'exprimer ainsi.

Le crime mystérieux de Villemonble a eu pour dernière conclusion la condamnation d'Euphrasie Mercier. Les débats ont prouvé que cette femme, dont l'activité, la vie laborieuse et les aptitudes commerciales n'avaient pu la conduire à la fortune, avait tenté d'y parvenir par un crime.

Euphrasie Mercier, dit l'acte d'accusation (1), avait eu parmi ses clientes une demoiselle Ménétret, qui possédait une fortune d'environ 80.000 francs. Cette personne, ayant acquis pour s'y installer une propriété à la campagne, prit à son service Euphrasie. Les circonstances particulières dans lesquelles vivait Mlle Ménétret et l'isolement absolu dans lequel elle s'est trouvée à un moment donné, ont permis à la coupable d'accomplir facilement son crime. Elle empoisonne sa maîtresse, brûle le cadavre, enterre les os à demi calcinés dans le jardin et commet une série de faux très compliqués dans le but de s'emparer de la fortune de sa patronne.

Obéissant à une impulsion, pour ainsi dire instinctive, cette femme réunit autour d'elle la plupart des membres de sa famille, ses sœurs Honorine et Sidonie, son frère Camille, enfin sa nièce Adèle et son neveu Alphonse de Château-neuf, fils naturel d'Honorine. Ces dispositions au moins imprudentes ont amené sa perte. Deux

(1) Voir le *Droit*, 17 avril 1885.

ans après le crime, elle est arrêtée, sur la dénonciation de son neveu, et l'instruction, se basant surtout sur les faits dévoilés par ce dernier, établit la culpabilité de l'accusée.

Mais un fait des plus intéressants se trouve mis en lumière au cours du procès.

On était en présence, non pas d'une aliénée, mais de toute une famille d'aliénés héréditaires. Les excentricités d'Euphrasie, mais surtout celles d'Honorine et de Sidonie, impliquées comme elle dans l'accusation mais placées hors de cause par une ordonnance de non-lieu, ont motivé une expertise dirigée par MM. Blanche, Ball et Motet.

Deux rapports ont été rédigés : le premier sur l'état mental d'Honorine, Sidonie et Camille Mercier ; le second sur l'état mental de la principale accusée.

Nous allons rapidement résumer les données qui ressortent de ces documents, et qui feront connaître l'état d'esprit de cette singulière famille.

La famille Mercier est une réunion de visionnaires, dont les uns présentent une intelligence très développée, tandis que les autres ne possèdent que des facultés très émoussées. Le père de cette lignée nombreuse était un simple ouvrier qui, par son travail, ses capacités et son activité, s'était élevé au rang de patron, et dirigeait une filature assez importante en province.

C'était un homme aux sentiments religieux très exaltés, subordonnant à l'intervention de la Providence tous les événements de la vie. Un jour que ses affaires étaient embarrassées, il conçut l'idée de faire élever une chapelle et, pour cet objet, il n'hésita pas à dépenser six mille francs. Ces détails peuvent jeter quelque lumière sur la tournure habituelle de son esprit. Il mourut en 1846, emporté par une hémorragie cérébrale que deux attaques avaient précédée. C'était donc un cérébral doublé d'un mystique, sans être un aliéné.

Il laissait la gestion de son établissement à sa fille aînée Euphrasie, alors âgée de 22 ans. La révolution de 1848 renversa la fortune de la famille; on fut obligé de se disperser. Mais de cet événement, il est résulté une idée fixe qui a dominé toute l'existence des demoiselles Mercier : celle de rétablir la fortune paternelle.

Les penchants mystiques de la famille ont donné une couleur systématique à leurs préoccupations. Combinant à leurs tendances primordiales cette disposition spéciale aux aliénés, qui les porte à se considérer comme le centre de tous les événements qui se déroulent autour d'eux, les Mercier ont imaginé un système d'après lequel la Providence divine, d'une part, le démon, de l'autre, se sont pour ainsi dire livré bataille sur leurs corps.

Mais dans toute *folie à deux* ou à plusieurs, dans tout délire systématique accepté par un *groupe*, par une réunion plus ou moins nombreuse d'individus, il y a toujours un chef qui donne l'impulsion, et des subordonnés qui la reçoivent. Ce chef, ce directeur, ce protagoniste, c'est (dans le cas qui nous occupe) Honorine Mercier, la plus jeune de la famille. Ses sœurs Euphrasie et Sidonie, son frère Camille, ont à divers degrés subi son influence.

Honorine Mercier est une véritable aliénée, qui deux fois a été internée à la Salpêtrière. Les conceptions mystiques et les idées de persécution qui constituent le fond de son délire se sont manifestées de très bonne heure, nous dirions presque dès sa plus tendre enfance. Dès l'âge de onze ans, à l'occasion de sa première communion, elle se voit enlevée au septième ciel, elle entend les chants des anges, puis elle est transportée dans le monde des abîmes, dont elle donne une description des plus effrayantes.

Au travers d'une existence très accidentée, au

cours de laquelle elle devient mère de deux enfants, Honorine ne change jamais sous le rapport mental. Sa vie tout entière est une hallucination non interrompue. Aujourd'hui même, à l'Asile Sainte-Anne, où elle est internée, Honorine continue à développer les mêmes conceptions, avec une vigueur d'expressions, une verdeur de langage et souvent une force d'éloquence qu'on ne peut apprécier sans l'avoir entendue.

Plus faibles d'esprit et de caractère, son frère Camille, sa sœur Sidonie suivent de loin ses traces, tout en subissant son influence. Leur délire est un faible reflet des conceptions d'Honorine : il est, pour ainsi dire, à la hauteur de leur intelligence.

Mais ces trois personnages n'ont rien à voir avec la responsabilité criminelle ; une ordonnance de non-lieu les a mis hors de cause ; ils ne figurent ici pour ainsi dire qu'à titre de témoins, et si nous les avons évoqués, c'est pour éclairer la figure de leur sœur Euphrasie, qui, reconnue aliénée et déclarée coupable par l'autorité judiciaire, soulève directement le grand problème que nous avons, après tant d'autres, essayé d'aborder.

Jetons donc un coup d'œil rapide sur cette étrange et remarquable personnalité.

Euphrasie Mercier est l'aînée d'une famille dont l'état mental vient d'être apprécié.

L'amour du merveilleux, poussé jusqu'à la folie, se manifeste chez tous les membres de cette lignée qui ont été soumis à notre examen.

Euphrasie Mercier n'échappe point à la règle; mais ce qui la caractérise individuellement, c'est d'abord un esprit pratique extrêmement développé; c'est enfin la volonté bien arrêtée de rétablir la fortune paternelle qui s'est écroulée entre ses mains.

Au point de vue physique, Euphrasie Mercier est une femme de haute taille, d'une constitution vigoureuse, et qui paraît bien conservée malgré ses soixante-cinq ans.

D'ailleurs, à l'exception des fatigues occasionnées par un travail excessif, Euphrasie n'a jamais été malade.

Il est un détail important à noter, au point de vue physique, et qui offre une valeur réelle pour ce qui touche à l'appréciation de l'état mental.

Bien différente de sa sœur Honorine qui passe les nuits à prier dans un état d'agitation extrême, et souvent au milieu des hallucinations les plus variées, Euphrasie repose tranquillement ; et la conservation d'une fonction aussi importante vient confirmer l'impression générale qui résulte de notre examen, et montre que chez elle le délire n'a point marqué son passage par une empreinte aussi profonde.

Nous allons jeter maintenant un rapide coup d'œil sur les antécédents d'Euphrasie au point de vue psychologique.

Le père d'Euphrasie Mercier est mort en 1842. Sa fille aussitôt s'est trouvée à la tête de sa filature, et, malgré son intelligence et son activité, elle a lutté sans succès contre des difficultés sans cesse renaissantes qui ont abouti à une catastrophe définitive.

La famille s'est alors dispersée. Euphrasie s'est d'abord placée comme caissière, puis comme employée de commerce. Elle a travaillé ensuite comme ouvrière en chaussures, et ce qui prouve son intelligence, c'est qu'elle a appris le métier toute seule.

En 1854 elle a fondé un magasin de cordonnerie et, depuis cette époque, elle a constamment vécu dans les affaires. Elle est arrivée plusieurs fois à réaliser une fortune assez considérable. Mais à diverses reprises elle a tout perdu de nouveau. Dans le cours de cette existence agitée et pénible, elle a toujours fait preuve de grandes capacités et d'une indomptable énergie.

Toutefois le vice héréditaire dont toute sa

famille porte l'empreinte n'a point perdu ses droits. Euphrasie est une mystique, une visionnaire, mais, en raison de son esprit commercial, ses idées religieuses sont liées de la manière la plus intime au but unique de sa vie, au rétablissement de la fortune de son père. Dieu favorise ses desseins, le mauvais génie s'y oppose; les hallucinations et les idées délirantes dont nous allons maintenant nous occuper sont invariablement en rapport avec cette double pensée.

De fort bonne heure, Euphrasie a eu des visions. Une nuit elle voit apparaître sa grand'-mère qui lui montre un doigt ensanglanté : c'était une vision prophétique, destinée à lui annoncer une blessure dont elle porte encore aujourd'hui la trace. Plus tard, après la mort de son père, elle vit apparaître son ombre, qui eut avec elle un entretien prolongé. Son père lui recommanda de prendre en main la direction de la famille et le gouvernement de ses affaires; il se laissa même saisir et embrasser par elle, mais bientôt, se dégageant de son étreinte, il lui dit : « Il faut que je remonte là-haut », puis il disparut.

Dans cette circonstance, Euphrasie paraît avoir eu une hallucination de plusieurs sens associés : la vue, l'ouïe et le tact. Depuis cet époque, les hallucinations nombreuses qui se sont multipliées chez elle semblent avoir porté plus spécialement sur l'ouïe. Elle entend des voix, surtout lorsqu'elle est en prières ; mais, comme elle le dit avec raison : « Je prie toujours. » Elle est donc constamment pour ainsi dire en communication avec le monde invisible.

Elle a eu cependant quelques hallucinations de la vue, nous en avons déjà rapporté quelques exemples : elle nous en a cité d'autres encore. Elle a vu Notre-Seigneur Jésus-Christ apparaître « en plein dans ses fenêtres » lorsqu'elle habitait Bois-Colombes. Elle était à ce moment dans la gêne ; elle s'est mise à prier pour savoir ce qu'il fallait faire, et, au moment de l'apparition, une voix céleste lui a répondu de *thésauriser*.

Dans une autre occasion, étant à Carcassonne, elle a vu « le bon Dieu » qui lui a dit : « Tu as tort de tant travailler, car tu n'en profiteras jamais. » Ce sont là des hallucinations où la vue et l'ouïe se trouvent associées.

Mais, d'une manière générale, c'est par l'ouïe seulement que lui parviennent ses révélations prophétiques ; elle entend des voix qui lui disent d'écrire, surtout quand elle a prié.

Dans le cours de ses divagations, Euphrasie a subi dans une certaine mesure l'influence de sa sœur Honorine, dont le mysticisme plus exalté

se trouve alimenté par des hallucinations beaucoup plus fréquentes et beaucoup plus compli-
quées.

Le système religieux qu'elle s'est forgé d'après
les révélations d'Honorine, n'est pas absolument
d'accord avec l'orthodoxie catholique ; aussi
n'est-elle pas en bons termes avec les prêtres.

Elle admet qu'il existe deux puissances con-
traires en ce monde, l'une pour le bien, l'autre
pour le mal. Le démon est le frère de Dieu ; il
est souvent plus puissant que lui; c'est ce qui
explique le mal qui se produit sur la terre.

Les volontés de Dieu peuvent changer; et ce
qui les modifie le plus souvent, c'est la prière.

Trois règnes successifs ont passé sur l'uni-
vers. Dieu le père, Dieu le fils, et Dieu le Saint-
Esprit ont successivement gouverné le monde ;
mais aujourd'hui, ils ont cédé le sceptre à la
sainte Vierge, avec laquelle Euphrasie est en
communication directe.

Dans les prières de l'Église, qu'elle récite constamment, Euphrasie a introduit plusieurs modifications qui lui ont été inspirées tantôt par la
sainte Vierge, tantôt par le Grand Prêtre Melchis-
sédec, qui n'est autre que Dieu le père.

Il y a quelques années, un triumvirat pour le
gouvernement du monde devait être établi par la

volonté divine ; il devait se composer d'Euphrasie, d'Honorine et d'une comtesse polonaise qui fréquentait à cette époque les deux sœurs. Malheureusement, cette dame s'étant éloignée, l'association n'a jamais pu être fondée, au grand préjudice de la France et du genre humain tout entier.

Euphrasie nous a remis un papier sur lequel se trouvent consignées quelques-unes des inspirations qu'elle vient d'avoir en prison. Elle regrette vivement de n'avoir point pu compléter cette pièce par l'addition des autres communications qui lui ont été dictées.

Elle se proposait de la signer « Dieu le père, Dieu le fils et Dieu le Saint-Esprit », parce que c'est en effet, sous l'inspiration des trois personnes divines, ou pour mieux dire sous leur dictée, qu'elle a écrit ces révélations prophétiques.

Elle déclare enfin que, d'après les conseils d'en haut, elle ne veut pas prendre d'avocat, comptant se défendre elle-même, sans invoquer les secours des hommes, pour démontrer son innocence.

Il nous paraît inutile d'insister davantage sur les inépuisables détails d'un délire aussi fécond en conceptions pittoresques.

Euphrasie Mercier, pour résumer ce qui précède, est une aliénée héréditaire. Les idées mystiques et les hallucinations qui l'obsèdent se rencontrent à des degrés divers, chez la plupart des membres de sa famille. Son délire ne s'en distingue que par la forte empreinte de sa puissante individualité.

Le caractère de cette femme nous apparaît donc sous deux aspects bien différents : d'une part, le mysticisme ; d'autre part, l'esprit de suite, le bon sens, et les aptitudes commerciales. On pourrait dire que cette femme a fait deux parts de son existence : l'une consacrée aux rêves, l'autre aux réalités. Mais ce qui demeure absolument démontré, c'est que, depuis les premières années de sa vie, elle est atteinte d'un délire parfaitement caractérisé, qui n'a cependant pas troublé son intelligence en ce qui touche à la vie pratique.

Il serait impossible, à notre avis, de rencontrer un fait où les données du problème et les difficultés de la question se montrent plus en relief que dans cette étrange et tragique histoire.

Que voyons-nous, en effet ? D'une part, un crime commis, non seulement avec préméditation, mais avec un luxe extraordinaire de précautions et de combinaisons savantes ; une habileté remarquable dans l'échafaudage des opérations financières destinées à faire passer la fortune de la victime

dans les mains de l'assassin; enfin, la fusion parfaite d'une remarquable intelligence avec une
absence profonde du sens moral; d'autre part,
un état de folie héréditaire, s'étendant à tous les
membres d'une même famille, presque sans exception, et présentant les caractères les plus
évidents du délire religieux; d'une part, le type
achevé de l'intelligence mise au service du
crime; d'autre part, les indices les plus manifestes de l'aliénation mentale.

Quelle conclusion tirer, au point de vue
juridique, de ce bizarre assemblage, où la raison
et l'insanité semblent marcher parallèlement,
et se prêter en quelque sorte un mutuel
appui?

La cause des aliénés, devant les tribunaux, est
plaidée et gagnée depuis longtemps, au moins
en principe ; et ce n'est à coup sûr pas à nous
qu'il appartient de remonter ce courant, qui
répond en définitive à l'une des idées les plus
justes, à l'un des progrès les plus salutaires des
temps modernes. Nous sommes loin de l'époque
où un historien célèbre (Smollett) déclarait ou-
vertement qu'il n'y avait aucun inconvénient à
faire périr sur l'échafaud un aliéné dangereux :
on joignait à cette époque le précepte à l'exemple,
car le comte Ferrers, aliéné persécuté, fut pen-

du pour avoir tué d'un coup de pistolet son intendant qu'il accusait de le voler.

La situation est aujourd'hui bien changée. Sans doute, à toutes les époques, toutes les législations ont admis l'irresponsabilité de l'aliéné ; mais qui ne voit qu'en pratique, il s'agit surtout d'une question de mesure? Depuis longtemps, les efforts méritoires des aliénistes ont élargi notre domaine sur le terrain judiciaire : c'est au prix d'un travail continu, d'une lutte incessante, que les frontières de l'irresponsabilité ont été reculées, et que la protection des malades a fini par atteindre ses limites naturelles. On peut quelquefois se demander si elle ne les a point dépassées.

Mais, dans toutes les questions de cet ordre, la difficulté ne commence que dans le voisinage immédiat de la frontière. Un maniaque, un épileptique, un halluciné, sont, de l'avis unanime, en dehors de la sphère des actions juridiques : et, comme le dit très justement M. Delasiauve, le malade échappe à l'imputabilité lorsque le délire est notoire, et qu'il est le principe de l'acte incriminé.

Au contraire, les aliénés, et ils sont nombreux, qui ont conservé une partie souvent considé-rable de leur fortune intellectuelle, sont incon-

testablement gouvernés, dans une certaine
mesure, par les mêmes sentiments, les mêmes
instincts et les mêmes motifs que les autres
hommes ; et c'est pourquoi, dans une certaine
mesure, on est en droit de leur appliquer les
principes du droit commun.

Comment donc faut-il entendre la responsabilité partielle ou limitée? Elle ne peut évidemment s'appliquer qu'aux sujets dont l'intelligence,
fortement entamée sur un point, conserve, à
d'autres égards, son intégrité ; et, même en
pareil cas, la responsabilité ne s'adresse qu'aux
points restés en dehors du délire limité.

Un aliéné s'imagine que son corps est en
verre : il est décidément fou. Mais il assassine
un homme, auquel il avait de fortes raisons d'en
vouloir, en prenant toutes les précautions que
peuvent suggérer la ruse et l'astuce ; il a raisonné à la manière des criminels ordinaires, et
mérite de subir les conséquences de ses actes.
C'est ainsi, du moins, qu'en a décidé la jurispru-
dence anglaise, dans une cause restée célèbre.

Par contre, un persécuté devenu persécuteur
assassine le médecin dans le service duquel il
est placé, parce qu'il l'a rangé au nombre de
ceux qui conspirent contre lui. Cet homme est
irresponsable, parce que le crime dont il s'est

rendu coupable est directement en rapport avec le délire dont il est lui-même la première victime. Il était bien réellement en démence au moment de l'action, selon l'expression du Code pénal. C'est ainsi que les tribunaux ont jugé, dans le cas si tristement célèbre du capitaine Eymès, malgré l'habileté infernale avec laquelle il avait pris ses mesures pour assassiner le Dr Marchant, de Toulouse. Ce qui subsistait de l'intelligence de cet aliéné se trouvait mis au service de ses conceptions délirantes, et la volonté se trouvait dominée par cette force irrésistible, qui met toute liberté hors de cause.

Mais c'est à peine si l'on ose aujourd'hui revenir sur une question depuis si longtemps ouverte et qui a suscité des montagnes de travaux ; une question longuement discutée devant les sociétés savantes par les hommes les plus compétents, et profondément étudiée par les juristes les plus habiles.

Il me sera cependant permis, venant après de si hautes autorités, de faire ressortir deux points d'une grande importance.

En dehors de la criminalité, nul ne songe à contester la responsabilité morale de certains aliénés, surtout quand la question est retournée, si je puis ainsi m'exprimer.

Des hommes du plus grand génie, des figures historiques de la plus haute renommée, ont présenté des signes non douteux d'aliénation mentale. En a-t-on jamais tiré parti pour diminuer leur mérite, ou pour renier la dette de reconnaissance que nous avons contractée à leur égard ? Pour avoir traversé une période de folie, Newton n'en a pas moins fondé le système du monde ; pour avoir été séquestré momentanément dans une maison de santé, Auguste Comte n'en est pas moins un des plus grands philosophes qui aient jamais existé. Pour avoir été profondément halluciné, Luther n'en a pas moins opéré l'une des révolutions les plus gigantesques des temps modernes.

Les visions de Jeanne d'Arc ont-elles empêché l'histoire impartiale de rendre justice à la noblesse de ses sentiments, à l'élévation de son patriotisme et à la grandeur de sa foi ?

Si donc les aliénés peuvent mériter, comment peut-on soutenir qu'ils sont incapables de démériter, et que ni le blâme ni le châtiment ne doivent jamais les atteindre ? La première de ces deux propositions entraîne logiquement la négation de la seconde.

Il n'y a donc aucune absurdité, comme on l'a prétendu, à reconnaître qu'il existe des aliénés criminels, malgré les critiques adressées à cette expression parfaitement exacte et légitime.

Mais il est un autre point de vue qui ne saurait, je crois, être écarté du débat. Sans vouloir saper en aucune façon les bases traditionnelles du droit, il est permis de constater qu'un travail immense s'est opéré dans les esprits, et que l'axe du monde moral s'est sensiblement déplacé.

A l'antique idée de la responsabilité est venue se substituer la notion plus moderne et plus physiologique des prédispositions individuelles. Si l'on ne songe pas à déclarer, avec un aliéniste célèbre, que tous les criminels sont des aliénés, du moins nous voyons se dessiner une tendance, de plus en plus accentuée, à les considérer comme une race d'hommes à part. Les grands saints, les grands héros et les grands criminels, disait à Londres le professeur Bénédickt, en 1881, sont des êtres en dehors de la règle ; ils constituent une véritable anomalie dans l'espèce humaine.

Une société d'anthropologie criminelle s'est récemment fondée : elle a déjà tenu ses premières assises. Sans vouloir nous prononcer sur la légitimité de l'idée maîtresse qui lui sert de base, nous constatons qu'elle marque une étape dans l'évolution progressive qui nous entraîne rapidement vers des conceptions nouvelles, vers des rivages encore inconnus.

Quittons donc pour un instant le domaine du droit abstrait et plaçons-nous sur le terrain de l'utilité publique.

La société ne se venge pas : elle se défend. Cet axiome universellement admis renferme implicitement la totalité de la thèse que nous cherchons à soutenir.

Si la doctrine de l'irresponsabilité absolue des aliénés, soutenue depuis longtemps par un nombre imposant d'hommes qui font autorité, et reprise tout récemment par des observateurs modernes (1) ; si cette doctrine devait avoir force de loi, de singuliers privilèges se trouveraient subitement conférés à toute une classe d'individus, plus nombreuse qu'on ne le croit et plus dangereuse qu'on ne le pense. Les déclassés, les vicieux, les excentriques, les alcooliques, les morphinomanes, ne manqueraient jamais, au besoin, de trouver des médecins prêts à les élever à la dignité de fous ; et bientôt les excès commis par cette noblesse au rebours, avec une impunité systématiquement garantie,

----

(1) Nous citerons parmi les auteurs qui ont tout récemment soutenu cette opinion, d'une manière plus ou moins absolue, M. le professeur Cullingworth, et M. le Dr North.

dépasseraient tous les abus de « l'ancien régime »
contre lesquels l'indignation publique s'est
autrefois soulevée.

La justification de la pénalité, au point de vue
des idées que nous discutons ici, se rapporte à
son pouvoir négatif; elle réside tout entière dans
le sentiment de la crainte que la perspective du
châtiment inspire aux organisations mal faites;
c'est une barrière protectrice élevée au profit des
citoyens honnêtes, qui ont bien aussi quelques
droits à la sympathie du législateur. Il ne s'agit
donc pas de savoir si, d'une manière abstraite,
le coupable a mérité le châtiment qui le frappe,
mais si l'exemple ainsi donné peut servir de
frein à d'autres organisations semblables. Or le
doute n'est pas permis : la crainte exerce une
incontestable influence sur les aliénés du type
que nous venons d'étudier, et il n'existe aucune
raison valable pour les rassurer à cet égard.

Nous avons entendu nous-même certains sujets
se vanter qu'ils avaient été déclarés irrespon-
sables, et qu'ils pouvaient, dès lors, tout se
permettre, puisque aucune pénalité ne pouvait
les atteindre. Sont-ce là des dispositions utiles à
cultiver, au point de vue social ?

Sans doute, il n'existe point de *phrénomètre*,
suivant l'ingénieuse expression de M. J. Falret,

pour mesurer le degré de responsabilité qui revient à chacun des sujets de cette catégorie. Mais ne voit-on pas que le même raisonnement s'applique aux criminels ordinaires et que, pour satisfaire à la logique, il faudrait alors supprimer toute pénalité ? Et s'il est difficile de mesurer le degré de responsabilité de certains malades, est-ce une raison pour dire que cette responsabilité n'existe jamais ?

Voyons dans quelle mesure cette doctrine s'applique aux faits de la cause que nous venons d'étudier.

Euphrasie Mercier, commerçante habile, ouvrière infatigable, capacité supérieure, a pu délirer sur le terrain mystique, sans perdre une ligne de ses avantages intellectuels. La cupidité a motivé son crime, comme elle avait donné l'impulsion à l'ensemble de sa vie ; et les précautions ingénieuses dont elle a su s'entourer, démontrent jusqu'à l'évidence qu'elle appréciait très exactement les conséquences de la situation qu'elle s'était créée, et qu'elle en redoutait très justement les suites. Les motifs qui ont gouverné sa conduite sont identiques à ceux qui dirigent les criminels vulgaires ; et le genre spécial de folie dont elle est héréditairement atteinte, ne saurait en aucune façon créer pour elle un privilège, ni justifier une exception en sa faveur (1).

Si l'on nous reprochait d'avoir complaisamment insisté sur les particularités de l'histoire de cette femme, nous répondrions que les principes généraux ne peuvent solidement s'appuyer que sur l'ensemble des faits particuliers, et qu'il s'agit ici d'un de ces types qui présentent toute la valeur d'une démonstration expérimentale.

Il existe en effet des aliénés qui, s'ils ne possèdent pas d'une façon bien complète la notion du bien et du mal, ont du moins une perception très nette des dangers auxquels ils s'exposent, au point de vue de la répression pénale.

Conservons donc le vieux principe de la responsabilité partielle, et sachons y reconnaître une de ces nécessités pratiques qui s'imposent, en dépit des subtilités de la logique, à toutes les sociétés bien organisées.

(1) Le verdict du jury a confirmé cette manière de voir.

TABLE DES MATIÈRES

LE MANS — TYP. EDMOND MONNOYER